改訂**6**版　　**2024-2025年**

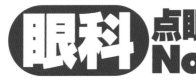

# 眼科 点眼薬 Note

京都府立医科大学眼科学教室

**加藤浩晃** 著　Hiroaki Kato

**ジェネリックがわかる!**
**市販薬もわかる!**

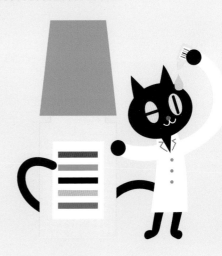

JN084123

**MC** メディカ出版

# はじめに

「先生、黒い目薬がなくなりそうだからほしいんですけど…」
この本の企画は患者さんのこの言葉から始まりました。
(黒い目薬って？　そんな色の目薬は処方してないと思うけど…)
「これです、これ」
見せてくれたのは"黒い"袋に入ったリンデロン点眼液でした。
またまた別の日には別の患者さんが、
「先生、あの黄色い目薬をください」
(黄色？　黄色いキャップの目薬なんて処方してないし…)
この患者さんの場合は目薬の液の色が"黄色"のブロナックのこと
でした。

　患者さんは必ずしも使っている点眼薬の名前を覚えていなくて、点
眼薬を色で表現することがあります。ただ、医療者側の立場から私自
身は"点眼薬の色＝キャップの色"と思っていましたが、患者さんが
表す点眼薬の色はそれだけではありませんでした。

　このほかにも、ジェネリック薬の名前や市販薬でも困りました。ジェ
ネリック薬も有名なものならピンときますが、昔に出たあまり有名で
ないものは名前を聞いても何の目薬かわかりません。市販薬も「サン
テ40を使っています」とか言われても正直私自身、「市販の点眼薬で
すね」くらいにしか思っていなくて、どんな成分が入っているかもまっ
たく知りませんでした。

　これではいけない！　処方薬は実際どんなものなのか、点眼瓶も袋
も液の色もカタログのようにわかり、ジェネリック薬も探せて、市販
薬についても成分や大事な添加物がわかるものが必要だ！と思い、企
画したのがこの本です。

　なによりも私自身がこの本ができて本当に助かっています。この本
を手に取ってくださった方々にも、この本が少しでもお役にたてれば
幸いです。

加藤　浩晃

# CONTENTS

# 色で探せる処方薬キャップカラー INDEX

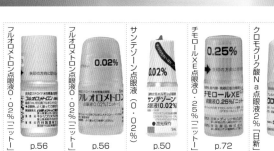
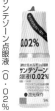
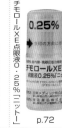
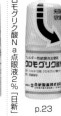

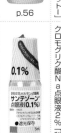
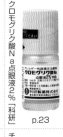
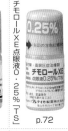
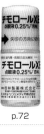
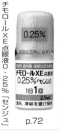
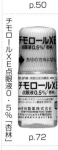
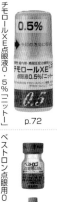
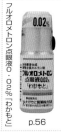
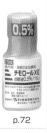
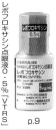

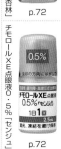

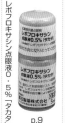
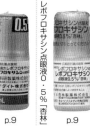

# 色で探せる処方薬キャップカラーINDEX

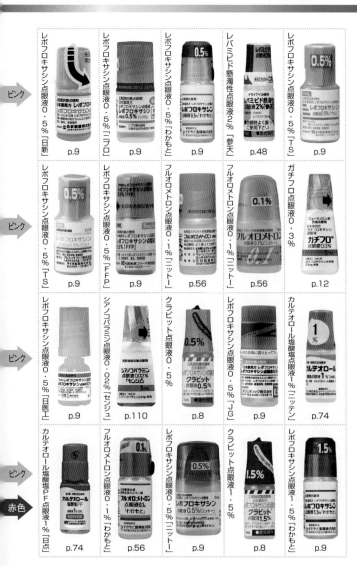

**ピンク**

レボフロキサシン点眼液0・5%「日新」 p.9

レボフロキサシン点眼液0・5%「ニプロ」 p.9

レボフロキサシン点眼液0・5%「わかもと」 p.9

レバミピド懸濁性点眼液2%「参天」 p.48

レボフロキサシン点眼液0・5%「TS」 p.9

**ピンク**

レボフロキサシン点眼液0・5%「TS」 p.9

レボフロキサシン点眼液0・5%「FFP」 p.9

フルオロメトロン点眼液0・1%「ニットー」 p.56

フルオロメトロン点眼液0・1%「ニットー」 p.56

ガチフロ点眼液0・3% p.12

**ピンク**

レボフロキサシン点眼液0・5%「日医工」 p.9

シアノコバラミン点眼液0・02%「センジュ」 p.110

クラビット点眼液0・5% p.8

レボフロキサシン点眼液0・5%「JG」 p.9

カルテオロール塩酸塩点眼液1%「ニッテン」 p.74

**ピンク**
**赤色**

カルテオロール塩酸塩PF点眼液1%「日点」 p.74

フルオロメトロン点眼液0・1%「わかもと」 p.56

レボフロキサシン点眼液0・5%「ニットー」 p.9

クラビット点眼液1・5% p.8

レボフロキサシン点眼液1・5%「わかもと」 p.9

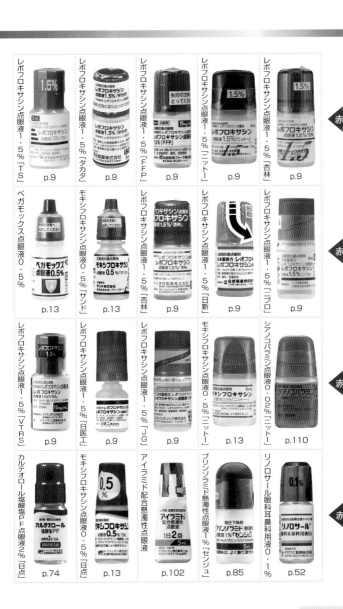

レボフロキサシン点眼液1・5%「TS」
p.9

レボフロキサシン点眼液1・5%「タカタ」
p.9

レボフロキサシン点眼液1・5%「FFP」
p.9

レボフロキサシン点眼液1・5%「ニットー」
p.9

レボフロキサシン点眼液1・5%「杏林」
p.9

赤色

ベガモックス点眼液0・5%
p.13

モキシフロキサシン点眼液0・5%「サンド」
p.13

レボフロキサシン点眼液1・5%「杏林」
p.9

レボフロキサシン点眼液1・5%「日新」
p.9

レボフロキサシン点眼液1・5%「ニプロ」
p.9

赤色

レボフロキサシン点眼液1・5%「VTRS」
p.9

レボフロキサシン点眼液1・5%「日医工」
p.9

レボフロキサシン点眼液1・5%「JG」
p.9

モキシフロキサシン点眼液0・5%「ニットー」
p.13

シアノコバラミン点眼液0・02%「ニットー」
p.110

赤色

カルテオロール塩酸塩PF点眼液2%「日点」
p.74

モキシフロキサシン点眼液0・5%「日点」
p.13

アイラミド配合懸濁性点眼液
p.102

ブリンゾラミド懸濁性点眼液1%「センジュ」
p.85

リノサール眼科鼻科用液0・1%
p.52

赤色

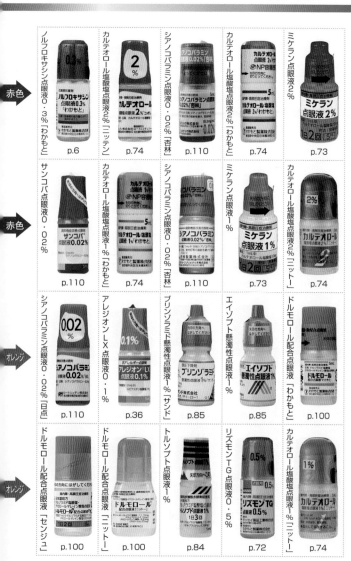

赤色

| ノルフロキサシン点眼液0・3%「わかもと」 p.6 | カルテオロール塩酸塩点眼液2%「ニッテン」 p.74 | シアノコバラミン点眼液0・02%「杏林」 p.110 | カルテオロール塩酸塩点眼液2%「わかもと」 p.74 | ミケラン点眼液2% p.73 |

赤色

| サンコバ点眼液0・02% p.110 | カルテオロール塩酸塩点眼液1%「わかもと」 p.74 | シアノコバラミン点眼液0・02%「杏林」 p.110 | ミケラン点眼液1% p.73 | カルテオロール塩酸塩点眼液2%「ニットー」 p.74 |

オレンジ

| シアノコバラミン点眼液0・02%「日点」 p.110 | アレジオンLX点眼液0・1% p.36 | ブリンゾラミド懸濁性点眼液1%「サンド」 p.85 | エイゾプト懸濁性点眼液1% p.85 | ドルモロール配合点眼液「わかもと」 p.100 |

オレンジ

| ドルモロール配合点眼液「センジュ」 p.100 | ドルモロール配合点眼液「ニットー」 p.100 | トルソプト点眼液1% p.84 | リズモンTG点眼液0・5% p.72 | カルテオロール塩酸塩点眼液1%「ニットー」 p.74 |

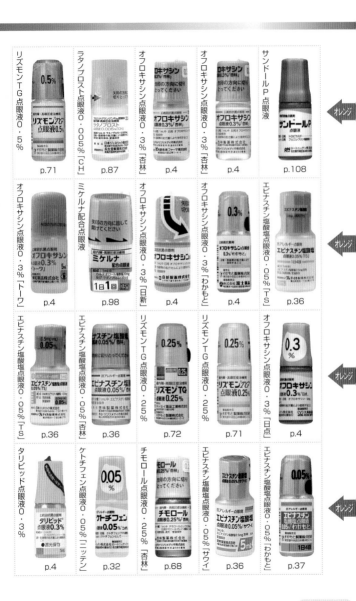

| | | | | | |
|---|---|---|---|---|---|
| リズモンTG点眼液0・5% | ラタノプロスト点眼液0・005%［CH］ | オフロキサシン点眼液0・3%［杏林］ | オフロキサシン点眼液0・3%［杏林］ | サンドールP点眼液 | オレンジ |
| p.71 | p.87 | p.4 | p.4 | p.108 | |
| オフロキサシン点眼液0・3%［トーワ］ | ミケルナ配合点眼液 | オフロキサシン点眼液0・3%［日新］ | オフロキサシン点眼液0・3%［わかもと］ | エピナスチン塩酸塩点眼液0・05%［TS］ | オレンジ |
| p.4 | p.98 | p.4 | p.4 | p.36 | |
| エピナスチン塩酸塩点眼液0・05%［TS］ | エピナスチン塩酸塩点眼液0・05%［杏林］ | リズモンTG点眼液0・25% | リズモンTG点眼液0・25% | オフロキサシン点眼液0・3%［日点］ | オレンジ |
| p.36 | p.36 | p.72 | p.71 | p.4 | |
| タリビッド点眼液0・3% | ケトチフェン点眼液0・05%［ニッテン］ | チモロール点眼液0・25%［杏林］ | エピナスチン塩酸塩点眼液0・05%［サワイ］ | エピナスチン塩酸塩点眼液0・05%［わかもと］ | オレンジ |
| p.4 | p.32 | p.68 | p.36 | p.37 | |

# 色で探せる処方薬キャップカラー INDEX

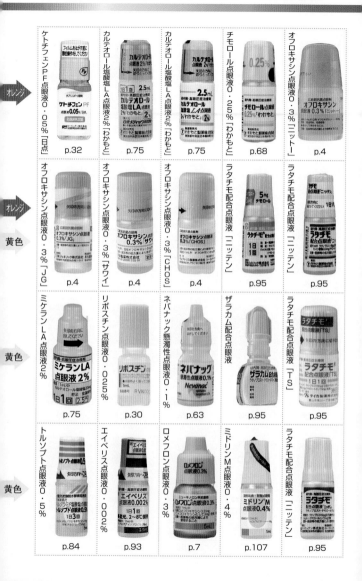

| | | | | | |
|---|---|---|---|---|---|
| **オレンジ** | ケトチフェンPF点眼液0・05%「日点」<br>p.32 | カルテオロール塩酸塩LA点眼液2%「わかもと」<br>p.75 | カルテオロール塩酸塩LA点眼液2%「わかもと」<br>p.75 | チモロール点眼液0・25%「わかもと」<br>p.68 | オフロキサシン点眼液0・3%「ニットー」<br>p.4 |
| **オレンジ**<br>**黄色** | オフロキサシン点眼液0・3%「JG」<br>p.4 | オフロキサシン点眼液0・3%「サワイ」<br>p.4 | オフロキサシン点眼液0・3%「CHOS」<br>p.4 | ラタチモ配合点眼液「ニッテン」<br>p.95 | ラタチモ配合点眼液「ニッテン」<br>p.95 |
| **黄色** | ミケランLA点眼液2%<br>p.75 | リポスチン点眼液0・025%<br>p.30 | ネバナック懸濁性点眼液0・1%<br>p.63 | ザラカム配合点眼液<br>p.95 | ラタチモ配合点眼液「TS」<br>p.95 |
| **黄色** | トルソプト点眼液0・5%<br>p.84 | エイベリス点眼液0・002%<br>p.93 | ロメフロン点眼液0・3%<br>p.7 | ミドリンM点眼液0・4%<br>p.107 | ラタチモ配合点眼液「ニッテン」<br>p.95 |

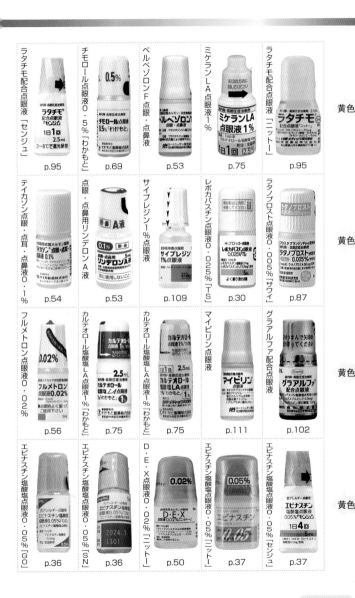

# 色で探せる処方薬キャップカラー INDEX

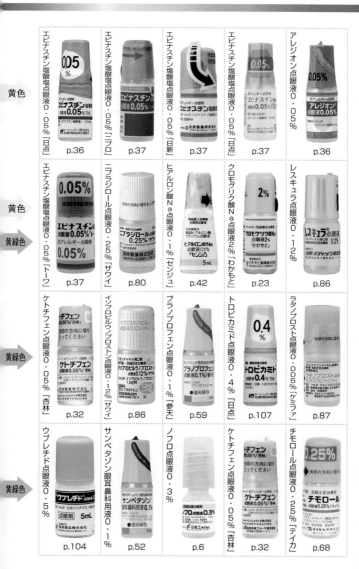

| | | | | | |
|---|---|---|---|---|---|
| **黄色** | エピナスチン塩酸塩点眼液0・05%「日点」<br>p.36 | エピナスチン塩酸塩点眼液0・05%「ニプロ」<br>p.37 | エピナスチン塩酸塩点眼液0・05%「日新」<br>p.37 | エピナスチン塩酸塩点眼液0・05%「日点」<br>p.37 | アレジオン点眼液0・05%<br>p.36 |
| **黄色**<br>**黄緑色** | エピナスチン塩酸塩点眼液0・05%「トーワ」<br>p.37 | ニプラジロール点眼液0・25%「サワイ」<br>p.80 | ヒアルロン酸Na点眼液0・1%「センジュ」<br>p.42 | クロモグリク酸Na点眼液2%「わかもと」<br>p.23 | レスキュラ点眼液0・12%<br>p.86 |
| **黄緑色** | ケトチフェン点眼液0・05%「杏林」<br>p.32 | イソプロピルウノプロストン点眼液0・12%「サワイ」<br>p.86 | ブラノプロフェン点眼液0・1%「参天」<br>p.59 | トロピカミド点眼液0・4%「日点」<br>p.107 | ラタノプロスト点眼液0・005%「ニプラァ」<br>p.87 |
| **黄緑色** | ウブレチド点眼液0・5%<br>p.104 | サンベタゾン眼耳鼻科用液0・1%<br>p.52 | ノフロ点眼液0・3%<br>p.6 | ケトチフェン点眼液0・05%「杏林」<br>p.32 | チモロール点眼液0・25%「テイカ」<br>p.68 |

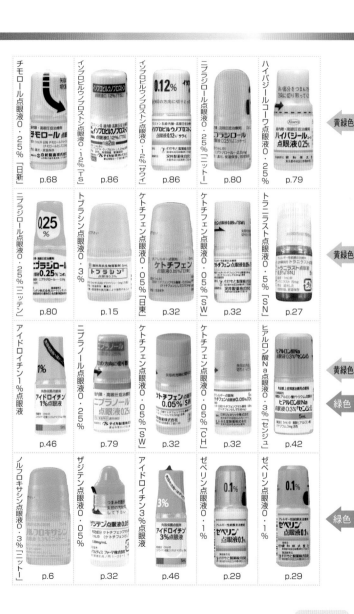

| | | | | |
|---|---|---|---|---|
| チモロール点眼液0・25%［日新］<br>p.68 | イソプロピルウノプロストン点眼液0・12%［TS］<br>p.86 | イソプロピルウノプロストン点眼液0・12%［サワイ］<br>p.86 | ニプラジロール点眼液0・25%［ニットー］<br>p.80 | ハイパジールコーワ点眼液0.25%<br>p.79　黄緑色 |
| ニプラジロール点眼液0・25%［ニッテン］<br>p.80 | トブラシン点眼液0・3%<br>p.15 | ケトチフェン点眼液0・05%［日東］<br>p.32 | ケトチフェン点眼液0・05%［SW］<br>p.32 | トラニラスト点眼液0・5%［SN］<br>p.27　黄緑色 |
| アイドロイチン1%点眼液<br>p.46 | ニプラノール点眼液0・25%<br>p.79 | ケトチフェン点眼液0・05%［SW］<br>p.32 | ケトチフェン点眼液0・05%［CH］<br>p.32 | ヒアルロン酸Na点眼液0・3%［センジュ］<br>p.42　黄緑色／緑色 |
| ノルフロキサシン点眼液0・3%［ニットー］<br>p.6 | ザジテン点眼液0・05%<br>p.32 | アイドロイチン3%点眼液<br>p.46 | ゼペリン点眼液0・1%<br>p.29 | ゼペリン点眼液0・1%<br>p.29　緑色 |

# 色で探せる処方薬キャップカラー INDEX

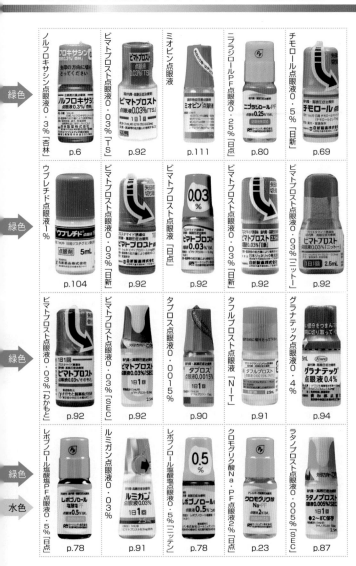

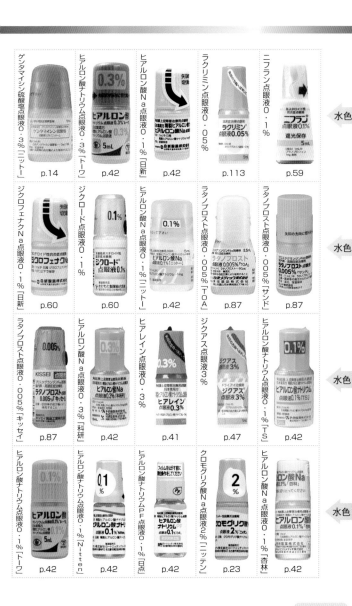

水色

水色

水色

水色

# 色で探せる処方薬キャップカラー INDEX

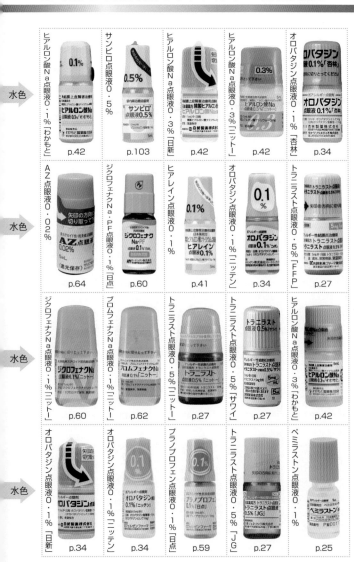

**水色**

| | | | | |
|---|---|---|---|---|
| ヒアルロン酸Na点眼液0・1%「わかもと」 0.1% | サンピロ点眼液0・5% 0.5% | ヒアルロン酸Na点眼液0・3%「日新」 | ヒアルロン酸Na点眼液0・3%「ニットー」 0.3% | オロパタジン点眼液0・1%「杏林」 |
| p.42 | p.103 | p.42 | p.42 | p.34 |
| AZ点眼液0・02% 0.02% | ジクロフェナクNa・PF点眼液0・1%「日点」 | ヒアレイン点眼液0・1% 0.1% | オロパタジン点眼液0・1%「ニッテン」 0.1% | トラニラスト点眼液0・5%「FFP」 |
| p.64 | p.60 | p.41 | p.34 | p.27 |
| ジクロフェナクNa点眼液0・1%「ニットー」 | ブロムフェナクNa点眼液0・1%「ニットー」 | トラニラスト点眼液0・5%「コニット」 | トラニラスト点眼液0・5%「サワイ」 | ヒアルロン酸Na点眼液0・3%「わかもと」 |
| p.60 | p.62 | p.27 | p.27 | p.42 |
| オロパタジン点眼液0・1%「日新」 | オロパタジン点眼液0・1%「ニッテン」 0.1% | ブラノプロフェン点眼液0・1%「日点」 0.1% | トラニラスト点眼液0・5%「JG」 | ペミラストン点眼液0・1% |
| p.34 | p.34 | p.59 | p.27 | p.25 |

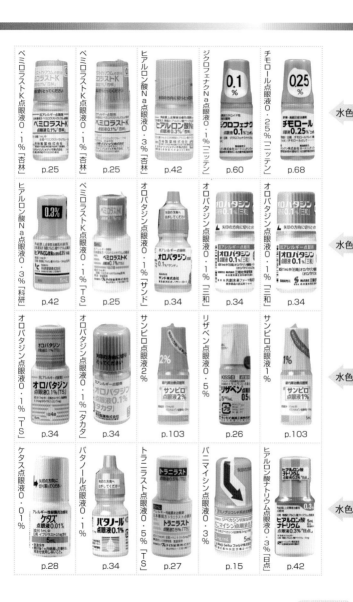

# 色で探せる処方薬キャップカラー INDEX

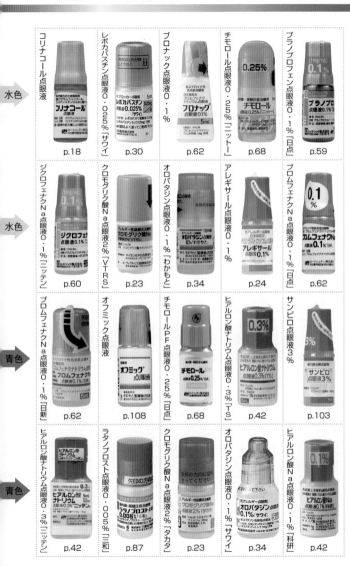

| | | | | | |
|---|---|---|---|---|---|
| **水色** | コリナコール点眼液<br>p.18 | レボカバスチン点眼液0.025%「サワイ」<br>p.30 | ブロナック点眼液0.1%<br>p.62 | チモロール点眼液0.25%「ニットー」<br>p.68 | プラノプロフェン点眼液0.1%「日点」<br>p.59 |
| **水色** | ジクロフェナクNa点眼液0.1%「ニッテン」<br>p.60 | クロモグリク酸Na点眼液2%「VTRS」<br>p.23 | オロパタジン点眼液0.1%「わかもと」<br>p.34 | アレギサール点眼液0.1%<br>p.24 | ブロムフェナクNa点眼液0.1%「日点」<br>p.62 |
| **青色** | ブロムフェナクNa点眼液0.1%「日新」<br>p.62 | オフミック点眼液<br>p.108 | チモロールPF点眼液0.25%「日点」<br>p.68 | ヒアルロン酸ナトリウム点眼液0.3%「TS」<br>p.42 | サンピロ点眼液3%<br>p.103 |
| **青色** | ヒアルロン酸ナトリウム点眼液0.3%「ニッテン」<br>p.42 | ラタノプロスト点眼液0.005%「三和」<br>p.87 | クロモグリク酸Na点眼液2%「タカタ」<br>p.23 | オロパタジン点眼液0.1%「サワイ」<br>p.34 | ヒアルロン酸Na点眼液0.1%「科研」<br>p.42 |

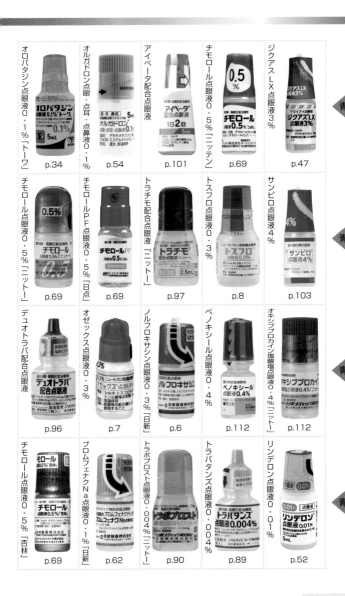

# 色で探せる処方薬キャップカラー INDEX

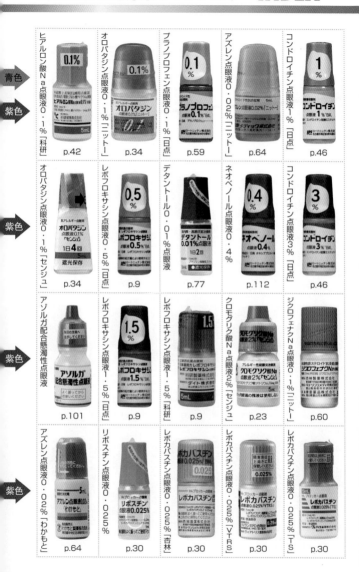

**青色 / 紫色**

| ヒアルロン酸Na点眼液0・1%「科研」 | オロパタジン点眼液0・1%「ニットー」 | ブラノプロフェン点眼液0・1%「日点」 | アズレン点眼液0・02%「ニットー」 | コンドロイチン点眼液1%「日点」 |
|---|---|---|---|---|
| 0.1% | 0.1% | 0.1% | | 1% |
| p.42 | p.34 | p.59 | p.64 | p.46 |

**紫色**

| オロパタジン点眼液0・1%「センジュ」 | レボフロキサシン点眼液0・5%「日点」 | デタントール0・01%点眼液 | ネオベノール点眼液0・4% | コンドロイチン点眼液3%「日点」 |
|---|---|---|---|---|
| 0.1% | 0.5% | | 0.4% | 3% |
| p.34 | p.9 | p.77 | p.112 | p.46 |

**紫色**

| アゾルガ配合懸濁性点眼液 | レボフロキサシン点眼液1・5%「日点」 | レボフロキサシン点眼液1・5%「科研」 | クロモグリク酸Na点眼液2%「センジュ」 | ジクロフェナクNa点眼液0・1%「ニットー」 |
|---|---|---|---|---|
| | 1.5% | 1.5% | | |
| p.101 | p.9 | p.9 | p.23 | p.60 |

**紫色**

| アズレン点眼液0・02%「わかもと」 | リボスチン点眼液0・025% | レボカバスチン点眼液0・025%「杏林」 | レボカバスチン点眼液0・025%「VTRS」 | レボカバスチン点眼液0・025%「TS」 |
|---|---|---|---|---|
| | | 0.025 | 0.025% | |
| p.64 | p.30 | p.30 | p.30 | p.30 |

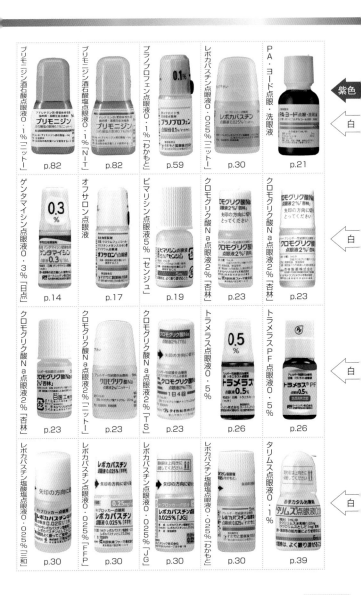

ブリモニジン酒石酸点眼液0.1%「ニットー」 p.82

ブリモニジン酒石酸塩点眼液0.1%「NIT」 p.82

ブラノプロフェン点眼液0.1%「わかもと」 p.59

レボカバスチン点眼液0.025%「ニットー」 p.30

PA・ヨード点眼・洗眼液 p.21

紫色

白

ゲンタマイシン点眼液0.3%「日点」 p.14

オフサロン点眼液 p.17

ピマリシン点眼液5%「センジュ」 p.19

クロモグリク酸Na点眼液2%「杏林」 p.23

クロモグリク酸Na点眼液2%「杏林」 p.23

白

クロモグリク酸Na点眼液2%「杏林」 p.23

クロモグリク酸Na点眼液2%「ニットー」 p.23

クロモグリク酸Na点眼液2%「TS」 p.23

トラメラス点眼液0.5% p.26

トラメラスPF点眼液0.5% p.26

白

レボカバスチン塩酸塩点眼液0.025%「三和」 p.30

レボカバスチン点眼液0.025%「FFP」 p.30

レボカバスチン塩酸塩点眼液0.025%「JG」 p.30

レボカバスチン塩酸塩点眼液0.025%「わかもと」 p.30

タリムス点眼液0.1% p.39

白

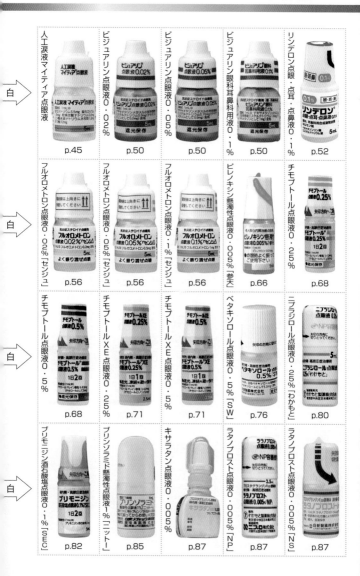

| | | | | | |
|---|---|---|---|---|---|
| 白 | 人工涙液マイティア点眼液 | ビジュアリン点眼液0・02% | ビジュアリン点眼液0・05% | ビジュアリン眼科耳鼻科用液0・1% | リンデロン点眼・点耳・点鼻液0・1% |
| | p.45 | p.50 | p.50 | p.50 | p.52 |
| 白 | フルオロメトロン点眼液0・02%「センジュ」 | フルオロメトロン点眼液0・05%「センジュ」 | フルオロメトロン点眼液0・1%「センジュ」 | ピレノキシン懸濁性点眼液0・005%「参天」 | チモプトール点眼液0・25% |
| | p.56 | p.56 | p.56 | p.66 | p.68 |
| 白 | チモプトール点眼液0・5% | チモプトールXE点眼液0・25% | チモプトールXE点眼液0・5% | ベタキソロール点眼液0・5%「SW」 | ニプラジロール点眼液0・25%「わかもと」 |
| | p.68 | p.71 | p.71 | p.76 | p.80 |
| 白 | ブリモニジン酒石酸塩点眼液0・1%「SEC」 | ブリンゾラミド懸濁性点眼液1%「ニットー」 | キサラタン点眼液0・005% | ラタノプロスト点眼液0・005%「NP」 | ラタノプロスト点眼液0・005%「NS」 |
| | p.82 | p.85 | p.87 | p.87 | p.87 |

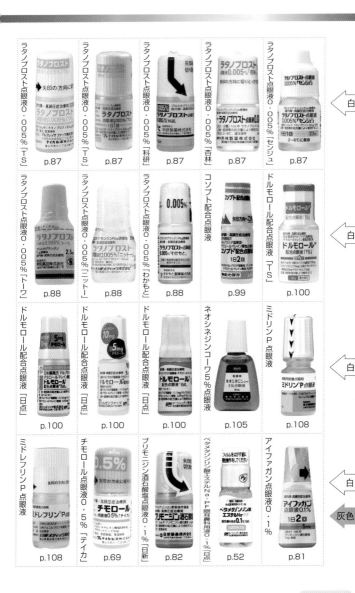

# 色で探せる処方薬キャップカラー INDEX

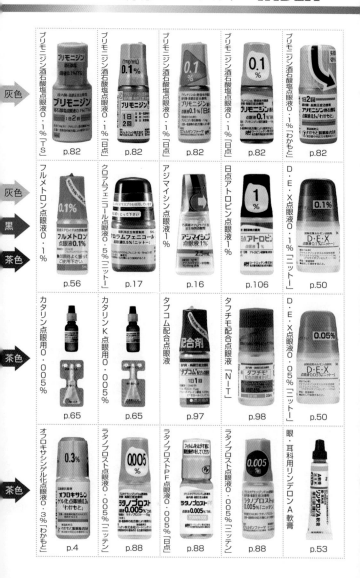

| 灰色 | | | | |
|---|---|---|---|---|
| ブリモニジン酒石酸塩点眼液0・1%「TS」 p.82 | ブリモニジン酒石酸塩点眼液0・1% p.82 | ブリモニジン酒石酸塩点眼液0・1%「日点」 p.82 | ブリモニジン酒石酸塩点眼液0・1%「日点」 p.82 | ブリモニジン酒石酸塩点眼液0・1%「わかもと」 p.82 |

| 灰色 黒 茶色 | | | | |
|---|---|---|---|---|
| フルメトロン点眼液0・1% p.56 | クロラムフェニコール点眼液0・5%「ニットー」 p.17 | アジマイシン点眼液1% p.16 | 日点アトロピン点眼液1% p.106 | D・E・X点眼液0・1%「ニットー」 p.50 |

| 茶色 | | | | |
|---|---|---|---|---|
| カタリン点眼用0・005% p.65 | カタリンK点眼0・005% p.65 | タプコム配合点眼液 p.97 | タフチモ配合点眼液「NIT」 p.98 | D・E・X点眼液0・05%「ニットー」 p.50 |

| 茶色 | | | | |
|---|---|---|---|---|
| オフロキサシンゲル化点眼液0・3%「わかもと」 p.4 | ラタノプロスト点眼液0・005%「ニッテン」 p.88 | ラタノプロストPF点眼液0・005%「日点」 p.88 | ラタノプロスト点眼液0・005%「ニッテン」 p.88 | 眼・耳科用リンデロンA軟膏 p.53 |

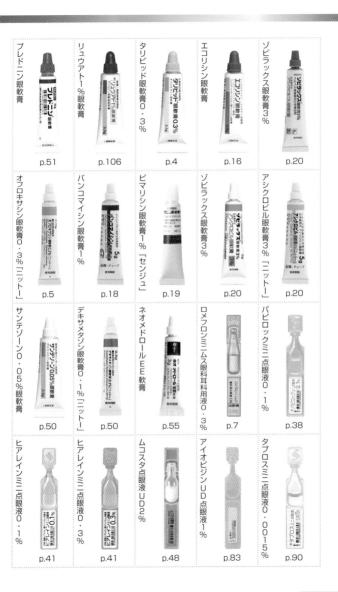

# 色で探せる処方薬キャップカラー INDEX

# 第 1 章

# 処方薬

項目の見方

――――――――――――

一般名

商品名＊…先発薬品を中心に一部ジェネリック薬も含む。

形状、規格、容量、薬価

商品写真と投薬袋の色

**用**…投与量、投与方法

**適**…適応症状、薬効

**禁**…投与を避けなければならない場合、症状、方法など

**注**…注意事項

**副**…投与後に発現が予想される副作用

**保**…保存方法

**色**…点眼液の色

処方のポイント…使用のポイントや注意事項など

ジェネリック薬（一部先発薬品を含む）の規格、容量

商品名、会社名＊、薬価、商品写真

＊会社名は販売会社を記載している。

★…先発品、準先発品

## 〈抗菌薬〉

### 作用機序

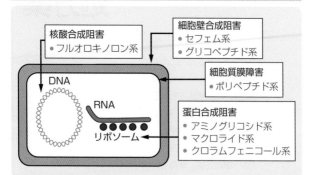

### 種類

| 分 類 | | 一般名（主な商品名） |
|---|---|---|
| セフェム系 | | セフメノキシム塩酸塩（ベストロン） |
| フルオロキノロン系 | 第3世代 | オフロキサシン（タリビッド）<br>ノルフロキサシン（ノフロ）<br>塩酸ロメフロキサシン（ロメフロン）<br>トスフロキサシントシル酸塩水和物<br>　（オゼックス、トスフロ）<br>レボフロキサシン水和物（クラビット） |
| | 第4世代 | ガチフロキサシン水和物（ガチフロ）<br>モキシフロキサシン塩酸塩（ベガモックス） |
| アミノグリコシド系 | | ゲンタマイシン硫酸塩（ゲンタマイシン）<br>トブラマイシン（トブラシン）<br>ジベカシン硫酸塩（パニマイシン）<br>フラジオマイシン硫酸塩（リンデロンA・<br>　ネオメドロールEEに含有）➡参照p.53、55 |
| マクロライド系 | | エリスロマイシンラクトビオン酸塩<br>　（エコリシンに含有）<br>アジスロマイシン水和物（アジマイシン） |
| クロラムフェニコール系 | | クロラムフェニコール（クロラムフェニコー<br>ル点眼液「ニットー」、オフサロン） |
| ポリペプチド系 | | コリスチンメタンスルホン酸ナトリウム<br>　（エコリシン・オフサロンに含有） |
| グリコペプチド系 | | バンコマイシン塩酸塩（バンコマイシン） |

> セフェム系

　細菌の細胞壁合成を阻害して殺菌的に作用する。ヒトの細胞には細胞壁がないので選択性は高い。セフェム系は第1～4世代に分類され、セフメノキシム塩酸塩（CMX：ベストロン）は第3世代であり、グラム陽性球菌～グラム陰性桿菌まで幅広く有効な第1・2世代に比べてグラム陰性桿菌への効果は増強したが、グラム陽性球菌への効果はやや劣る。

## セフメノキシム塩酸塩 cefmenoxime hydrochloride (CMX)

# ＊ベストロン (千寿)

**点眼用**
溶解後 0.5% (5mL)
¥54.8/mL

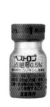

茶色

**用** 1回1～2滴、1日4回

**適** 眼瞼炎、涙嚢炎、麦粒腫、結膜炎、瞼板腺炎、角膜炎（角膜潰瘍を含む）、眼科周術期の無菌化療法

**副** 刺激感、そう痒感、結膜充血　など

**保** 溶解後は冷所

**色** 粉末…白色～帯橙淡黄色
　　溶解後…無色～淡黄色澄明

**処方のポイント**

● 粉末と混ぜて溶解して使用する。

● 溶解後は7日以内に使用して残りは廃棄する。

● フルオロキノロン系が肺炎球菌に弱いので、それを補う形での使用も多い。

　細菌のDNA合成を阻害して殺菌的に作用する。種類も多く抗菌範囲も広いため、使用頻度は最も高い。現在、第3・4世代が点眼薬として使用されている。

## オフロキサシン ofloxacin (OFLX)

### ＊タリビッド（参天）

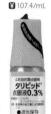

**点眼液**
0.3%（5mL）
¥107.4/mL

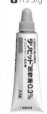

**眼軟膏**
0.3%（3.5g）
¥113.5/g

透明

**用** 点眼液…1回1滴、1日3回
　　眼軟膏…1日3回

**適** 眼瞼炎、涙嚢炎、麦粒腫、結膜炎、瞼板腺炎、角膜炎（角膜潰瘍を含む）、眼科周術期の無菌化療法

**副** 刺激感、そう痒感、眼瞼炎　など

**保** 遮光、室温

**色** 点眼液…微黄色～淡黄色澄明
　　眼軟膏…淡黄色

### 処方のポイント

● グラム陽性球菌～グラム陰性桿菌まで幅広く有効。
● 眼軟膏はクラミジアにも有効。
● 投与は最小限の期間にする。

| 規格・容量 | 商品名 | 会社名 | 薬価（/mL） |
|---|---|---|---|
| 0.3%<br>（5mL） | ＊タリビット点眼液 | 参天 | 107.4 |
| | オフロキサシン点眼液「CHOS」 | ヴィアトリス | 32.4 |
| | オフロキサシン点眼液「JG」 | 日本ジェネリック | 107.4 |
| | オフロキサシン点眼液「杏林」 | 共創未来 | 32.4 |
| | オフロキサシン点眼液「杏林」 | キョーリンリメディオ | 32.4 |
| | オフロキサシン点眼液「サワイ」 | 沢井 | 107.4 |
| | オフロキサシン点眼液「トーワ」 | 東和薬品 | 73.2 |
| | オフロキサシン点眼液「日新」 | 日新 | 32.4 |
| | オフロキサシン点眼液「日点」 | ロートニッテン | 32.4 |
| | オフロキサシン点眼液「ニットー」 | 日東メディック | 32.4 |
| | オフロキサシン点眼液「わかもと」 | わかもと | 32.4 |
| | オフロキサシンゲル化点眼液「わかもと」 | わかもと | 32.4 |

| 規格・容量 | 商品名 | 会社名 | 薬価（/g） |
|---|---|---|---|
| 0.3% | *タリビット眼軟膏 | 参天 | 113.5 |
| (3.5g) | オフロキサシン眼軟膏「ニットー」 | 日東メディック | 50.4 |

0.3%（5mL）

| *タリビット 点眼薬 | オフロキサシン 点眼液「CHOS」 | オフロキサシン 点眼液「JG」 | オフロキサシン 点眼液「杏林」 | オフロキサシン 点眼液「杏林」 |
|---|---|---|---|---|

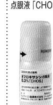   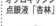 

| オフロキサシン 点眼液「サワイ」 | オフロキサシン 点眼液「トーワ」 | オフロキサシン 点眼液「日新」 | オフロキサシン 点眼液「日点」 | オフロキサシン 点眼液「ニットー」 |
|---|---|---|---|---|

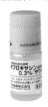 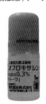  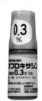 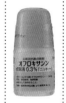

0.3%（3.5g）

| オフロキサシン 点眼液「わかもと」 | オフロキサシンゲル化 点眼液「わかもと」 | *タリビット 眼軟膏 | オフロキサシン 眼軟膏「ニットー」 |
|---|---|---|---|

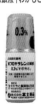 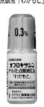

# *ノフロ（日医工）

**点眼液**
0.3% (5mL)
¥110.6/mL

黄緑色

用 1回1滴、1日3回

適 眼瞼炎、涙嚢炎、麦粒腫、結膜炎、瞼板腺炎、角膜炎（角膜潰瘍を含む）、眼科周術期の無菌化療法

副 刺激症状、結膜充血、そう痒感　など

保 遮光、室温

色 無色澄明

## 処方のポイント

● 長期間低温に保存しない。

| 規格・容量 | 商品名 | 会社名 | 薬価（/mL） |
|---|---|---|---|
| 0.3%<br>(5mL) | *ノフロ点眼液 | 日医工 | 110.6 |
| | ノルフロキサシン点眼液「杏林」 | キョーリンリメディオ | 77.6 |
| | ノルフロキサシン点眼液「日新」 | 日新 | 110.6 |
| | ノルフロキサシン点眼液「ニットー」 | 日東メディック | 76.0 |
| | ノルフロキサシン点眼液「わかもと」 | わかもと | 110.6 |

| *ノフロ<br>点眼液 | ノルフロキサシン<br>点眼液「杏林」 | ノルフロキサシン<br>点眼液「日新」 | ノルフロキサシン<br>点眼液「ニットー」 | ノルフロキサシン<br>点眼液「わかもと」 |
|---|---|---|---|---|
|  |  | 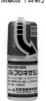 | 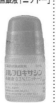 |  |

## 塩酸ロメフロキサシン lomefloxacin hydrochloride (LFLX)

# *ロメフロン (千寿)

**点眼液**
0.3% (5mL)
¥110.7/mL

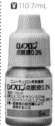

透明

**ミニムス 眼科耳科用液**
0.3% (0.5mL)
¥35.6/個

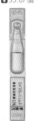

黄色

用 1回1滴、1日3回
適 眼瞼炎、涙嚢炎、麦粒腫、結膜炎、瞼
　板腺炎、角膜炎（角膜潰瘍を含む）、眼
　科周術期の無菌化療法
副 刺激症状、そう痒感、眼瞼炎　など
保 室温
色 無色澄明

**処方のポイント**

●ミニムス眼科耳科用液のアルミ袋
　開封後は遮光して保存する。

## トスフロキサシントシル酸塩水和物 tosufloxacin tosilate hydrate (TFLX)

# *オゼックス (大塚)

**点眼液**
0.3% (5mL)
¥84.0/mL

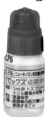

透明

用 （成人および小児）1回1滴、1日3回
適 眼瞼炎、涙嚢炎、麦粒腫、結膜炎、瞼
　板腺炎、角膜炎（角膜潰瘍を含む）、眼
　科周術期の無菌化療法
副 眼刺激、点状角膜炎等の角膜障害　など
保 室温
色 無色澄明

**処方のポイント**

●添付文書で小児に対する用法・用
　量が認められている。
●配合変化する点眼液がある。

## *トスフロ （日東メディック）

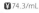

**点眼液**
0.3%（5mL）
¥74.3/mL

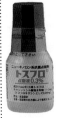

透明

- **用** （成人および小児）1回1滴、1日3回
- **適** 眼瞼炎、涙嚢炎、麦粒腫、結膜炎、瞼板腺炎、角膜炎（角膜潰瘍を含む）、眼科周術期の無菌化療法
- **副** 眼刺激、点状角膜炎等の角膜障害 など
- **保** 室温
- **色** 無色澄明

### 処方のポイント

- 添付文書で小児に対する用法・用量が認められている。
- 配合変化する点眼液がある。

---

### レボフロキサシン水和物 levofloxacin hydrate (LVFX)

## *クラビット （参天）

| **点眼液** | **点眼液** |
|---|---|
| 0.5%（5mL） | 1.5%（5mL） |
| ¥60.5/mL | ¥54.7/mL |

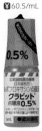

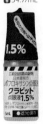

透明　　　透明

- **用** 1回1滴、1日3回
- **適** 眼瞼炎、涙嚢炎、麦粒腫、結膜炎、瞼板腺炎、角膜炎（角膜潰瘍を含む）、眼科周術期の無菌化療法
- **副** 0.5%…刺激感、角膜障害 など
  1.5%…刺激感、蕁麻疹、そう痒感、味覚異常（苦味など）など
- **保** 遮光、室温
- **色** 0.5%…微黄色〜淡黄色澄明
  1.5%…微黄色〜黄色澄明

### 処方のポイント

- 抗菌範囲は他の第3世代と同じだが、細菌のDNA合成を阻害する強さはオフロキサシンの2倍。

| 規格・容量 | 商品名 | 会社名 | 薬価（/mL） |
|---|---|---|---|
| 0.5%<br>(5mL) | *クラビット点眼液 | 参天 | 60.5 |
| | レボフロキサシン点眼液「FFP」 | 共創未来 | 26.0 |
| | レボフロキサシン点眼液「JG」 | 日本ジェネリック | 26.3 |
| | レボフロキサシン点眼液「TS」 | アルフレッサ ファーマ | 26.3 |
| | レボフロキサシン点眼液「TS」 | テイカ | 26.3 |
| | レボフロキサシン点眼液「VTRS」 | ヴィアトリス | 26.3 |
| | レボフロキサシン点眼液「科研」 | 科研 | 26.3 |
| | レボフロキサシン点眼液「杏林」 | キョーリンリメディオ | 26.3 |
| | レボフロキサシン点眼液「タカタ」 | 高田 | 26.3 |
| | レボフロキサシン点眼液「日医工」 | 日医工 | 26.3 |
| | レボフロキサシン点眼液「日新」 | 日新 | 26.3 |
| | レボフロキサシン点眼液「日点」 | ロートニッテン | 26.3 |
| | レボフロキサシン点眼液「ニットー」 | 日東メディック | 26.3 |
| | レボフロキサシン点眼液「ニプロ」 | ニプロ | 26.3 |
| | レボフロキサシン点眼液「わかもと」 | わかもと | 26.3 |
| 1.5%<br>(5mL) | *クラビット点眼液 | 参天 | 54.7 |
| | レボフロキサシン点眼液「FFP」 | 共創未来 | 26.0 |
| | レボフロキサシン点眼液「JG」 | 日本ジェネリック | 18.9 |
| | レボフロキサシン点眼液「TS」 | テイカ | 26.0 |
| | レボフロキサシン点眼液「VTRS」 | ヴィアトリス | 26.0 |
| | レボフロキサシン点眼液「科研」 | 科研 | 26.0 |
| | レボフロキサシン点眼液「杏林」 | キョーリンリメディオ | 26.0 |
| | レボフロキサシン点眼液「杏林」 | 日東メディック | 26.0 |
| | レボフロキサシン点眼液「タカタ」 | 高田 | 26.0 |
| | レボフロキサシン点眼液「日医工」 | 日医工 | 18.9 |
| | レボフロキサシン点眼液「日新」 | 日新 | 26.0 |
| | レボフロキサシン点眼液「日点」 | ロートニッテン | 18.9 |
| | レボフロキサシン点眼液「ニットー」 | 日東メディック | 18.9 |
| | レボフロキサシン点眼液「ニプロ」 | ニプロ | 18.9 |
| | レボフロキサシン点眼液「わかもと」 | わかもと | 18.9 |

| ＊クラビット<br>点眼液 | レボフロキサシン<br>点眼液「FFP」 | レボフロキサシン<br>点眼液「JG」 | レボフロキサシン<br>点眼液「TS」 | レボフロキサシン<br>点眼液「TS」 |
|---|---|---|---|---|
| 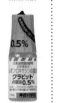 | 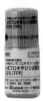 |  |  |  |

| レボフロキサシン<br>点眼液「VTRS」 | レボフロキサシン<br>点眼液「科研」 | レボフロキサシン<br>点眼液「杏林」 | レボフロキサシン<br>点眼液「タカタ」 | レボフロキサシン<br>点眼液「日医工」 |
|---|---|---|---|---|
|  | 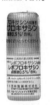 | 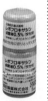 | 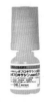 | |

| レボフロキサシン<br>点眼液「日新」 | レボフロキサシン<br>点眼液「日点」 | レボフロキサシン<br>点眼液「ニットー」 | レボフロキサシン<br>点眼液「ニプロ」 | レボフロキサシン<br>点眼液「わかもと」 |
|---|---|---|---|---|
|  |  | 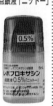 |  |  |

1.5%（5mL）

| | | | | |
|---|---|---|---|---|
| *クラビット<br>点眼液 | レボフロキサシン<br>点眼液「FFP」 | レボフロキサシン<br>点眼液「JG」 | レボフロキサシン<br>点眼液「TS」 | レボフロキサシン<br>点眼液「VTRS」 |

  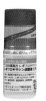 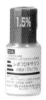 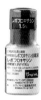

| | | | | |
|---|---|---|---|---|
| レボフロキサシン<br>点眼液「科研」 | レボフロキサシン<br>点眼液「杏林」 | レボフロキサシン<br>点眼液「杏林」 | レボフロキサシン<br>点眼液「タカタ」 | レボフロキサシン<br>点眼液「日医工」 |

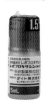   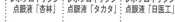    

| | | | | |
|---|---|---|---|---|
| レボフロキサシン<br>点眼液「日新」 | レボフロキサシン<br>点眼液「日点」 | レボフロキサシン<br>点眼液「ニットー」 | レボフロキサシン<br>点眼液「ニプロ」 | レボフロキサシン<br>点眼液「わかもと」 |

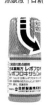 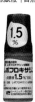  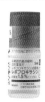 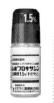

## ガチフロキサシン水和物　gatifloxacin hydrate (GFLX)

# *ガチフロ（千寿）

**点眼液**
0.3%（5mL）
¥74.4/mL

透明

🅤 通常…1回1滴、1日3回
手術前…1回1滴、1日5回

🅐 眼瞼炎、涙嚢炎、麦粒腫、結膜炎、瞼板腺炎、角膜炎（角膜潰瘍を含む）、眼科周術期の無菌化療法

🅢 刺激感、そう痒感、霧視、点状角膜炎など

🅟 室温

🅒 微黄色澄明

### 処方のポイント

● 第4世代フルオロキノロン系。
● 抗菌力は第3世代より強い。

## モキシフロキサシン塩酸塩 moxifloxacin hydrochloride（MFLX）

# *ベガモックス（ノバルティス ファーマ）

**点眼液**
0.5%（5mL）
¥65.4/mL

半透明

🈺 通常…1回1滴、1日3回
手術前…1回1滴、1日5回

🈴 眼瞼炎、涙嚢炎、麦粒腫、結膜炎、瞼板腺炎、角膜炎（角膜潰瘍を含む）、眼科周囲期の無菌化療法

🈹 眼痛（しみる）、味覚異常（苦味）など

🈡 室温

🈔 淡黄色〜緑黄色澄明

**処方のポイント**

● 第4世代フルオロキノロン系。

● 抗菌力は第3世代より強い。

● 点眼薬の眼内移行が良好とされる。

| 規格・容量 | 商品名 | 会社名 | 薬価（/mL） |
|---|---|---|---|
| 0.5%<br>（5mL） | *ベガモックス点眼液 | ノバルティス ファーマ | 65.4 |
| | モキシフロキサシン点眼液「サンド」 | サンド | 29.1 |
| | モキシフロキサシン点眼液「日点」 | ロートニッテン | 29.1 |
| | モキシフロキサシン点眼液「ニットー」 | 日東メディック | 29.1 |

*ベガモックス
点眼液

モキシフロキサシン
点眼液「サンド」

モキシフロキサシン
点眼液「日点」

モキシフロキサシン
点眼液「ニットー」

細菌の蛋白合成を阻害して殺菌的に作用する。グラム陰性菌、とくに緑膿菌に強い抗菌力をもつ。

## ゲンタマイシン硫酸塩　gentamicin sulfate (GM)

# ゲンタマイシン （ロートニッテン）

**点眼液**
0.3% (5mL)
¥17.9/mL

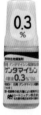

透明

🈛 1回1～2滴、1日3～4回

🈯 眼瞼炎、涙嚢炎、麦粒腫、結膜炎、角膜炎

🈲 アミノグリコシド系抗生物質およびバシトラシンの過敏症

🈹 アレルギー性結膜炎、接触皮膚炎、灼熱感　など

🈴 室温

🉠 無色～微黄色澄明

### 処方のポイント

● 防腐剤として、ベンザルコニウム塩化物が添加されている。

| 規格・容量 | 商品名 | 会社名 | 薬価 (/mL) |
|---|---|---|---|
| 0.3%<br>(5mL) | ゲンタマイシン点眼液「日点」 | ロートニッテン | 17.9 |
| | ゲンタマイシン硫酸塩点眼液「ニットー」 | 日東メディック | 17.9 |

ゲンタマイシン
点眼液「日点」

ゲンタマイシン硫酸塩
点眼液「ニットー」

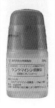

## トブラマイシン tobramycin (TOB)

### \*トブラシン （日東メディック）

**点眼液**
0.3% (5mL)
¥36.4/mL

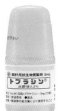

乳白色

（用）1回1〜2滴、1日4〜5回
（適）眼瞼炎、涙嚢炎、麦粒腫、結膜炎、角膜炎（角膜潰瘍を含む）
（禁）アミノグリコシド系抗生物質またはバシトラシンの過敏症
（副）眼瞼腫脹・発赤、結膜腫脹・充血、そう痒感　など
（保）遮光、室温
（色）無色〜微黄色

**処方のポイント**
●防腐剤として、ベンザルコニウム塩化物が添加されている。

## ジベカシン硫酸塩 dibekacin sulfate (DKB)

### \*パニマイシン （Meiji Seika）

**点眼液**
0.3% (5mL)
¥32.6/mL

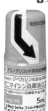

白

（用）1回2滴、1日4回
（適）眼瞼炎、涙嚢炎、麦粒腫、結膜炎、瞼板腺炎、角膜炎
（禁）アミノグリコシド系抗生物質またはバシトラシンの過敏症
（副）そう痒、接触皮膚炎、充血　など
（保）室温
（色）無色澄明

**処方のポイント**
●防腐剤として、ベンザルコニウム塩化物が添加されている。

マクロライド系であるエリスロマイシンは細菌の蛋白合成を阻害して静菌的に作用するが、高濃度では殺菌作用もある。

**エリスロマイシンラクトビオン酸塩・コリスチンメタンスルホン酸ナトリウム配合**
erythromycin lactobionate + colistin sodium methanesulfonate

## *エコリシン (参天)

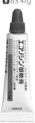

**眼軟膏**
3.5g
¥63.4/g

(用) 1日数回
(適) 眼瞼炎、涙嚢炎、麦粒腫、結膜炎、角膜炎（角膜潰瘍を含む）
(禁) 本剤配合成分過敏症
(副) 眼瞼炎、眼瞼皮膚炎、そう痒感　など
(保) 室温
(色) 乳白色半透明

### 処方のポイント
- エリスロマイシンがグラム陰性桿菌に対して弱いことからそれを補うためにコリスチンが配合されている。

**アジスロマイシン水和物** azithromycin hydrate (AZM)

## *アジマイシン (千寿)

**点眼液**
1% (2.5mL)
¥289.2/mL

透明

(用) 1回1滴、1日2回2日間
　　結膜炎…その後1日1回5日間
　　その他…その後1日1回12日間
(適) 結膜炎、眼瞼炎、麦粒腫、涙嚢炎
(副) 眼刺激、そう痒感　など
(保) 2〜8℃
(色) 微白色、濁りのある粘性

### 処方のポイント
- 日本で唯一のマクロライド系点眼薬。
- 粘りけが強く、点眼後にぼやけることがある。

クロラムフェニコール系

　細菌の蛋白合成を阻害して抗菌作用を示す。抗菌範囲はかなり広いが緑膿菌には無効。長期投与で骨髄形成不全の報告がある。

## クロラムフェニコール chloramphenicol (CP)

# クロラムフェニコール （日東メディック）

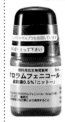

**点眼液**
0.5% (5mL)
¥18.0/mL

黒

用 1日1～数回

適 眼瞼炎、涙嚢炎、麦粒腫、結膜炎、角膜炎（角膜潰瘍を含む）

副 接触性皮膚炎、苦味　など

保 遮光、2～8℃

色 無色澄明

**処方のポイント**

● クロラムフェニコールの濃度はオフサロン、コリナコールの倍。

## クロラムフェニコール・コリスチンメタンスルホン酸ナトリウム配合
chloramphenicol + colistin sodium methanesulfonate

# オフサロン （わかもと）

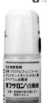

**点眼液**
クロラムフェニコール
0.25% (5mL)
¥127.8/瓶

乳白色

用 1回2～3滴、1日4～5回

適 眼瞼炎、結膜炎、角膜炎（角膜潰瘍を含む）、眼科周術期の無菌化療法

副 接触性皮膚炎、苦味　など

保 遮光、2～8℃

色 無色～微黄色澄明

**処方のポイント**

● クロラムフェニコールだけでは緑膿菌に無効であり、それを補うためにコリスチンが配合されている。

| 規格・容量 | 商品名 | 会社名 | 薬価（/瓶） |
|---|---|---|---|
| 0.25%<br>（5mL） | オフサロン点眼液 | わかもと | 127.8 |
|  | コリナコール点眼液 | ロートニッテン | 127.8 |

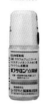 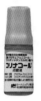

オフサロン点眼薬　　コリナコール点眼液

---

グリコペプチド系

　細菌の細胞壁合成を阻害して殺菌的作用を示す。グラム陽性菌に対して優れた抗菌力がある。

## バンコマイシン塩酸塩 vancomycin hydrochloride（VCM）

# ＊バンコマイシン （日東メディック）

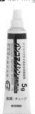

**眼軟膏**
1%（5g）
¥4,274.7/g

用 1日4回

適 既存治療で効果不十分な結膜炎、眼瞼炎、瞼板腺炎、涙嚢炎

副 眼瞼浮腫、結膜充血、異常感、そう痒感、分泌物増加　など

保 2〜8℃

色 白色〜微黄色

### 処方のポイント

● メチシリン耐性黄色ブドウ球菌（MRSA）、メチシリン耐性表皮ブドウ球菌（MRSE）が起炎菌と診断された場合に処方可能。

## 〈抗真菌薬〉

直接的に真菌の細胞膜を障害して抗菌力を示す。

ピマリシン　pimaricin

# *ピマリシン（千寿）

| **点眼液**<br>5%（5mL）<br>¥628.3/mL | **眼軟膏**<br>1%（5g）<br>¥604.8/g |
|---|---|

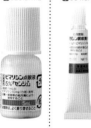

透明

（用）点眼液…1回1〜2滴、1日6〜8回
眼軟膏…1日4〜5回

（適）角膜真菌症

（副）点眼液…結膜充血、刺激感、眼瞼炎、
角膜びらん　など
眼軟膏…結膜充血

（保）室温

（色）点眼液…微黄乳白色〜淡黄乳白色、懸
濁性
眼軟膏…微黄色〜淡黄色

**処方のポイント**

●点眼液は使用前によく振り混ぜる。

# 〈抗ウイルス薬〉

　現在発売されているのは、ヘルペスウイルスに対する治療薬のみである。ウイルスのDNA合成を阻害して効果を発揮する。ウイルスのDNA合成を特異的に抑制するので選択性が高い。

## アシクロビル　aciclovir（ACV）

## *ゾビラックス（日東メディック）

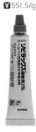

**眼軟膏**
3%（5g）
¥551.5/g

- 用 1日5回
- 適 単純ヘルペスウイルスに起因する角膜炎
- 禁 バラシクロビル塩酸塩過敏症
- 注 7日間使用して効果が認められない場合は他剤に変更
- 副 びまん性表在性角膜炎、結膜炎、結膜びらん、眼瞼炎、一過性刺激　など
- 保 高温を避け、室温
- 色 白色

### 処方のポイント

● 角膜実質や前房内への移行もよい。

| 規格・容量 | 商品名 | 会社名 | 薬価（/g） |
|---|---|---|---|
| 3%<br>（5g） | *ゾビラックス眼軟膏 | 日東メディック | 551.5 |
| | *ゾビラックス眼軟膏 | 参天 | 551.5 |
| | アシクロビル眼軟膏「ニットー」 | 日東メディック | 288.7 |

*ゾビラックス
眼軟膏

*ゾビラックス
眼軟膏

アシクロビル
眼軟膏「ニットー」

## 〈洗眼殺菌剤〉

ヨウ素・ポリビニルアルコール  Iodine, Polyvinyl Alcohol

# PA・ヨード（ロートニッテン）

**点眼・洗眼液**
0.2%（20mL）
22.5/mL

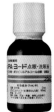

（用）通常、生理食塩液で4〜8倍に希釈して
使用

（適）角膜ヘルペス、洗眼殺菌

（副）過敏症状、刺激感、角膜びらん

（保）2〜8℃

（色）赤紫色透明、やや粘稠

**処方のポイント**

● 希釈後は気密容器で冷蔵庫に保存
し、速やかに使用する。ただし、
洗眼殺菌に使用する場合は、調製
後直ちに使用する。

## 〈抗アレルギー薬〉

### 作用機序

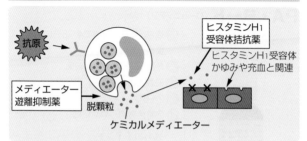

抗原がマスト細胞と反応することによりマスト細胞が脱顆粒し、ケミカルメディエーターを放出してアレルギー反応が起こる。

### 種 類

| 分 類 | 一般名 | 主な商品名 |
|---|---|---|
| ①<br>メディエーター<br>遊離抑制薬 | クロモグリク酸ナトリウム | クロモグリク酸Na点眼液<br>「ニッテン」 |
| | ペミロラストカリウム | アレギサール、<br>ペミラストン |
| | トラニラスト | リザベン、トラメラス |
| | イブジラスト | ケタス |
| | アシタザノラスト水和物 | ゼペリン |
| ②<br>ヒスタミンH₁<br>受容体拮抗薬 | レボカバスチン塩酸塩 | リボスチン |
| ①＋②の両方の<br>作用 | ケトチフェンフマル酸塩 | ザジテン |
| | オロパタジン塩酸塩 | パタノール |
| | エピナスチン塩酸塩 | アレジオン、アレジオンLX |

**メディエーター遊離抑制薬**

マスト細胞の脱顆粒を抑制することにより、ケミカルメディエーターの放出が抑えられ、結果として抗アレルギー作用が発現される。

## クロモグリク酸ナトリウム sodium cromoglicate

# クロモグリク酸Na

**点眼液**
2%（5mL）

- 用 1回1〜2滴、1日4回
- 適 アレルギー性結膜炎、春季カタル
- 副 一過性の眼刺激感、結膜充血、眼瞼炎など
- 保 遮光、室温
- 色 無色〜微黄色澄明

| 規格・容量 | 商品名 | 会社名 | 薬価（/瓶） |
|---|---|---|---|
| 2%<br>（5mL） | クロモグリク酸Na点眼液「TS」 | テイカ | 201.7 |
| | クロモグリク酸Na点眼液「VTRS」 | ヴィアトリス | 201.7 |
| | クロモグリク酸Na点眼液「科研」 | 科研 | 201.7 |
| | クロモグリク酸Na点眼液「杏林」 | 共創未来 | 201.7 |
| | クロモグリク酸Na点眼液「杏林」 | キョーリンリメディオ | 201.7 |
| | クロモグリク酸Na点眼液「杏林」 | 日医工 | 201.7 |
| | クロモグリク酸Na点眼液「センジュ」 | 千寿 | 201.7 |
| | クロモグリク酸Na点眼液「タカタ」 | 高田 | 201.7 |
| | クロモグリク酸Na点眼液「日新」 | 日新 | 201.7 |
| | クロモグリク酸Na点眼液「ニッテン」 | ロートニッテン | 201.7 |
| | クロモグリク酸Na点眼液「ニットー」 | 日東メディック | 201.7 |
| | クロモグリク酸Na点眼液「わかもと」 | わかもと | 201.7 |
| | クロモグリク酸Na・PF点眼液「日点」 | ロートニッテン | 201.7 |

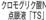

クロモグリク酸Na
点眼液「TS」

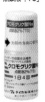

クロモグリク酸Na
点眼液「VTRS」

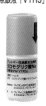

クロモグリク酸Na
点眼液「科研」

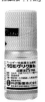

クロモグリク酸Na
点眼液「杏林」

クロモグリク酸Na
点眼液「杏林」

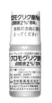

クロモグリク酸Na
点眼液「杏林」

クロモグリク酸Na
点眼液「センジュ」

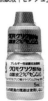

クロモグリク酸Na
点眼液「タカタ」

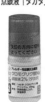

クロモグリク酸Na
点眼液「日新」

クロモグリク酸Na
点眼液「ニッテン」

クロモグリク酸Na
点眼液「ニットー」

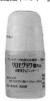

クロモグリク酸Na
点眼液「わかもと」

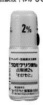

クロモグリク酸Na・PF
点眼液「日点」

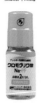

## ペミロラストカリウム　pemirolast potassium

## *アレギサール（参天）

**点眼液**
0.1%（5mL）
¥462.1/瓶

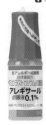

透明

🈷 1回1滴、1日2回
🈴 アレルギー性結膜炎、春季カタル
🈹 眼瞼炎、結膜充血、刺激感、眼脂　など
🈲 室温
🈺 無色澄明

### 処方のポイント

● 1日2回の点眼でよい。

# ＊ペミラストン （アルフレッサ ファーマ）

### 点眼液

0.1% (5mL)

¥250.5/瓶

白
（一部透明）

用 1回1滴、1日2回

適 アレルギー性結膜炎、春季カタル

副 眼瞼炎、結膜充血、刺激感、眼脂 など

保 室温

色 無色透明

### 処方のポイント

● 1日2回の点眼でよい。

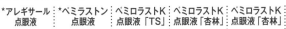

| 規格・容量 | 商品名 | 会社名 | 薬価（/瓶） |
|---|---|---|---|
| 0.1%<br>(5mL) | ＊アレギサール点眼液 | 参天 | 462.1 |
| | ＊ペミラストン点眼液 | アルフレッサ ファーマ | 250.5 |
| | ペミロラストK点眼液「TS」 | テイカ | 220.6 |
| | ペミロラストK点眼液「杏林」 | キョーリンリメディオ | 269.7 |
| | ペミロラストK点眼液「杏林」 | 日東メディック | 269.7 |

| ＊アレギサール<br>点眼液 | ＊ペミラストン<br>点眼液 | ペミロラストK<br>点眼液「TS」 | ペミロラストK<br>点眼液「杏林」 | ペミロラストK<br>点眼液「杏林」 |
|---|---|---|---|---|
|  |  |  |  | 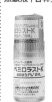 |

# *リザベン（キッセイ薬品）

### 点眼液
0.5%（5mL）
¥346.3/瓶

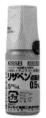

オレンジ

🅄 1回1〜2滴、1日4回
🅰 アレルギー性結膜炎
🅡 眼瞼皮膚炎、眼瞼炎、刺激感　など
🅟 遮光、室温
🅒 微黄色澄明

### 処方のポイント
- 同成分でOTC点眼薬（市販薬）が発売されている。

# *トラメラス（ロートニッテン）

| 点眼液 | PF点眼液 |
|---|---|
| 0.5%（5mL） | 0.5%（5mL） |
| ¥333.5/瓶 | ¥345.0/瓶 |

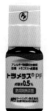

茶色
オレンジ

🅄 1回1〜2滴、1日4回
🅰 アレルギー性結膜炎
🅡 眼瞼皮膚炎、眼瞼炎、刺激感　など
🅟 遮光、室温
🅒 微黄色澄明

### 処方のポイント
- PF点眼液は防腐剤無添加。
- 同成分でOTC点眼薬（市販薬）が発売されている。

| 規格・容量 | 商品名 | 会社名 | 薬価（/瓶） |
|---|---|---|---|
| 0.5%<br>（5mL） | *リザベン点眼薬 | キッセイ薬品 | 346.3 |
| | *トラメラス点眼液 | ロートニッテン | 333.5 |
| | *トラメラスPF点眼液 | ロートニッテン | 345.0 |
| | トラニラスト点眼液「FFP」 | 共創未来 | 220.9 |
| | トラニラスト点眼液「JG」 | 日本ジェネリック | 220.9 |
| | トラニラスト点眼液「SN」 | シオノケミカル | 220.9 |
| | トラニラスト点眼液「TS」 | テイカ | 220.9 |
| | トラニラスト点眼液「サワイ」 | 沢井 | 220.9 |
| | トラニラスト点眼液「ニットー」 | 日東メディック | 220.9 |

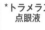  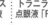 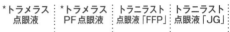

| *リザベン<br>点眼薬 | *トラメラス<br>点眼液 | *トラメラス<br>PF点眼液 | トラニラスト<br>点眼液「FFP」 | トラニラスト<br>点眼液「JG」 |
|---|---|---|---|---|

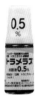 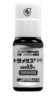 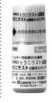 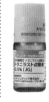

| トラニラスト<br>点眼液「SN」 | トラニラスト<br>点眼液「TS」 | トラニラスト<br>点眼液「サワイ」 | トラニラスト<br>点眼液「ニットー」 |
|---|---|---|---|

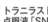 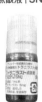 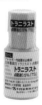 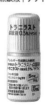 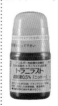

# *ケタス（千寿）

**点眼液**
0.01% (5mL)
¥654.8/瓶

透明

用 1回1～2滴、1日4回
適 アレルギー性結膜炎（花粉症を含む）
副 しみる、そう痒感、眼痛、結膜充血、
　異物感、眼瞼炎　など
保 室温
色 無色澄明

## アシタザノラスト水和物　acitazanolast hydrate

# *ゼペリン（わかもと）

**点眼液**
0.1%（5mL）
¥522.4/瓶

乳白色

- 🈟 1回1～2滴、1日4回
- 🈴 アレルギー性結膜炎
- 🈹 眼刺激、眼痛、眼瞼浮腫　など
- 🈺 室温
- 🈲 無色澄明

| 規格・容量 | 商品名 | 会社名 | 薬価（/瓶） |
|---|---|---|---|
| 0.1%<br>（5mL） | *ゼペリン点眼液 | わかもと | 522.4 |
| | *ゼペリン点眼液 | 興和 | 522.4 |

| *ゼペリン<br>点眼液 | *ゼペリン<br>点眼液 |
|---|---|
| 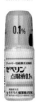 | 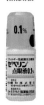 |

## ヒスタミンH₁受容体拮抗薬

そう痒感や結膜充血と関連があるとされるヒスタミン$H_1$受容体に作用して症状を軽減させる。

### レボカバスチン塩酸塩　levocabastine hydrochloride

# *リボスチン（参天）

**点眼液**
0.025% (5mL)
¥81.3/mL

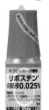

透明

🈟 1回1～2滴、1日4回
🈩 アレルギー性結膜炎
🈜 眼瞼炎、眼刺激　など
🈺 室温、上向きに保管
🈞 振り混ぜると白濁

**処方のポイント**

● 懸濁液なので使用前に容器をよく振る。

● ソフトコンタクトレンズ装着時の点眼は避ける。

| 規格・容量 | 商品名 | 会社名 | 薬価 (/mL) |
|---|---|---|---|
| 0.025%<br>(5mL) | *リボスチン点眼液 | 参天 | 81.3 |
| | *リボスチン点眼液 | 日本新薬 | 81.3 |
| | レボカバスチン点眼液「FFP」 | 共創未来 | 49.5 |
| | レボカバスチン点眼液「JG」 | 日本ジェネリック | 49.5 |
| | レボカバスチン点眼液「TS」 | 千寿 | 49.5 |
| | レボカバスチン点眼液「TS」 | テイカ | 49.5 |
| | レボカバスチン点眼液「VTRS」 | ヴィアトリス | 49.5 |
| | レボカバスチン点眼液「杏林」 | キョーリンリメディオ | 49.5 |
| | レボカバスチン点眼液「サワイ」 | 沢井 | 49.5 |
| | レボカバスチン点眼液「ニットー」 | 日東メディック | 49.5 |
| | レボカバスチン塩酸塩点眼液「三和」 | 三和化学 | 49.5 |
| | レボカバスチン塩酸塩点眼液「わかもと」 | わかもと | 49.5 |

| \*リボスチン<br>点眼液 | \*リボスチン<br>点眼液 | レボカバスチン<br>点眼液「FFP」 | レボカバスチン<br>点眼液「JG」 | レボカバスチン<br>点眼液「TS」 |
|---|---|---|---|---|
| 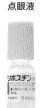 |  |  |  | |

| レボカバスチン<br>点眼液「TS」 | レボカバスチン<br>点眼液「VTRS」 | レボカバスチン<br>点眼薬「杏林」 | レボカバスチン<br>点眼液「サワイ」 | レボカバスチン<br>点眼液「ニットー」 |
|---|---|---|---|---|
| 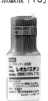 | 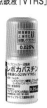 | 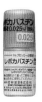 | 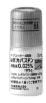 | 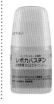 |

| レボカバスチン塩酸塩<br>点眼液「三和」 | レボカバスチン塩酸塩<br>点眼液「わかもと」 |
|---|---|
| 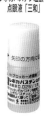 | 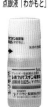 |

## ケトチフェンフマル酸塩 ketotifen fumarate

# *ザジテン（ノバルティス ファーマ）

**点眼液**
0.05% (5mL)
¥310.2/瓶

半透明

用 1回1～2滴、1日4回

適 アレルギー性結膜炎

副 眼瞼炎、眼瞼皮膚炎、結膜充血、
　　刺激感、眠気　など

保 室温

色 無色～微黄色澄明

### 処方のポイント

- 点眼時に刺激感を感じることがある。

- 同成分でOTC点眼薬（市販薬）が発売されている。

| 規格・容量 | 商品名 | 会社名 | 薬価（/瓶） |
|---|---|---|---|
| 0.05%<br>(5mL) | *ザジテン点眼液 | ノバルティス ファーマ | 310.2 |
| | ケトチフェン点眼液「CH」 | 日本ジェネリック | 170.6 |
| | ケトチフェン点眼液「SW」 | 沢井 | 170.6 |
| | ケトチフェン点眼液「SW」 | わかもと | 170.6 |
| | ケトチフェン点眼液「杏林」 | 共創未来 | 129.5 |
| | ケトチフェン点眼液「杏林」 | キョーリンリメディオ | 129.5 |
| | ケトチフェン点眼液「ニッテン」 | ロートニッテン | 170.6 |
| | ケトチフェン点眼液「日東」 | 日東メディック | 170.6 |
| | ケトチフェンPF点眼液「日点」 | ロートニッテン | 170.6 |

| *ザジテン<br>点眼液 | ケトチフェン<br>点眼液「CH」 | ケトチフェン<br>点眼液「SW」 | ケトチフェン<br>点眼液「SW」 | ケトチフェン<br>点眼液「杏林」 |
|---|---|---|---|---|
|  |  |  |  | |

| ケトチフェン<br>点眼液「杏林」 | ケトチフェン<br>点眼液「ニッテン」 | ケトチフェン<br>点眼液「日東」 | ケトチフェンPF<br>点眼液「日点」 |
|---|---|---|---|
| 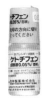 | 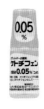 | 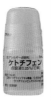 | 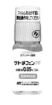 |

## オロパタジン塩酸塩 olopatadine hydrochloride

# *パタノール（ノバルティス ファーマ）

**点眼液**
0.1% (5mL)
¥96.4/mL

半透明

用 1回1～2滴、1日4回
適 アレルギー性結膜炎
副 眼痛、角膜炎、そう痒症　など
保 遮光、室温
色 無色～微黄色澄明

### 処方のポイント
- メディエーター遊離抑制作用もある（デュアルアクション）。
- ソフトコンタクトレンズ装着時の点眼は避ける。
- 点眼後10分以上経過してからコンタクトレンズを装着する。
- アレロックと同成分の点眼液

| 規格・容量 | 商品名 | 会社名 | 薬価 (/mL) |
|---|---|---|---|
| 0.1%<br>(5mL) | *パタノール点眼液 | ノバルティス ファーマ | 96.4 |
| | オロパタジン点眼液「TS」 | テイカ | 39.5 |
| | オロパタジン点眼液「杏林」 | キョーリンリメディオ | 39.5 |
| | オロパタジン点眼液「サワイ」 | 沢井 | 39.5 |
| | オロパタジン点眼液「サンド」 | サンド | 39.5 |
| | オロパタジン点眼液「三和」 | 共創未来 | 39.5 |
| | オロパタジン点眼液「三和」 | 三和化学 | 39.5 |
| | オロパタジン点眼液「センジュ」 | 千寿 | 39.5 |
| | オロパタジン点眼液「タカタ」 | 高田 | 54.9 |
| | オロパタジン点眼液「トーワ」 | 東和薬品 | 39.5 |
| | オロパタジン点眼液「日新」 | 日新 | 39.5 |
| | オロパタジン点眼液「ニッテン」 | フェルゼン | 39.5 |
| | オロパタジン点眼液「ニッテン」 | ロートニッテン | 39.5 |
| | オロパタジン点眼液「ニットー」 | 日東メディック | 39.5 |
| | オロパタジン点眼液「わかもと」 | わかもと | 39.5 |

| \*パタノール 点眼液 | オロパタジン 点眼液「TS」 | オロパタジン 点眼液「杏林」 | オロパタジン 点眼液「サワイ」 | オロパタジン 点眼液「サンド」 |
|---|---|---|---|---|
|  |  |  |  |  |

| オロパタジン 点眼液「三和」 | オロパタジン 点眼液「三和」 | オロパタジン 点眼液「センジュ」 | オロパタジン 点眼液「タカタ」 | オロパタジン 点眼液「トーワ」 |
|---|---|---|---|---|
| 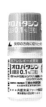 |  |  | 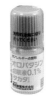 | 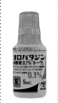 |

| オロパタジン 点眼液「日新」 | オロパタジン 点眼液「ニッテン」 | オロパタジン 点眼液「ニッテン」 | オロパタジン 点眼液「ニットー」 | オロパタジン 点眼液「わかもと」 |
|---|---|---|---|---|
|  |  | 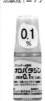 | 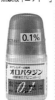 | 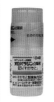 |

# *アレジオン (参天)

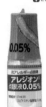

**点眼液**
0.05% (5mL)
¥226.2/mL

透明

用 1回1滴、1日4回
適 アレルギー性結膜炎
副 眼刺激感、異物感、羞明　など
保 室温
色 無色澄明

### 処方のポイント

- 防腐剤としてベンザルコニウム塩化物が含まれていない。
- ソフトコンタクトレンズ装用時の制約がない。
- メディエーター遊離抑制作用もある（2つの作用機序）。
- 遮光の必要がない。

# *アレジオンLX (参天)

**点眼液**
0.1% (5mL)
¥505.7/mL

透明

用 1回1滴、1日2回
適 アレルギー性結膜炎
副 眼刺激感、異物感、羞明　など
保 室温
色 無色澄明

### 処方のポイント

- アレジオンの高濃度版。
- 防腐剤としてベンザルコニウム塩化物が含まれていない。

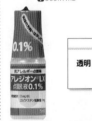

| 規格・容量 | 商品名 | 会社名 | 薬価 (/mL) |
|---|---|---|---|
| 0.05%<br>(5mL) | *アレジオン点眼液 | 参天 | 226.2 |
| | エピナスチン塩酸塩点眼薬「GO」 | 江州 | 92.2 |
| | エピナスチン塩酸塩点眼液「SN」 | シオノケミカル | 92.2 |
| | エピナスチン塩酸塩点眼液「TS」 | テイカ | 92.2 |
| | エピナスチン塩酸塩点眼液「TS」 | 日本ジェネリック | 92.2 |
| | エピナスチン塩酸塩点眼液「杏林」 | キョーリンリメディオ | 92.2 |
| | エピナスチン塩酸塩点眼液「サワイ」 | 沢井 | 92.2 |

| 規格・容量 | 商品名 | 会社名 | 薬価（/mL） |
|---|---|---|---|
| 0.05%<br>（5mL） | エピナスチン塩酸塩点眼液「センジュ」 | 千寿 | 92.2 |
| | エピナスチン塩酸塩点眼液「トーワ」 | 東和薬品 | 92.2 |
| | エピナスチン塩酸塩点眼液「日新」 | 日新 | 103.4 |
| | エピナスチン塩酸塩点眼液「日点」 | フェルゼン | 92.2 |
| | エピナスチン塩酸塩点眼液「日点」 | ロートニッテン | 92.2 |
| | エピナスチン塩酸塩点眼液「ニットー」 | 日東メディック | 92.2 |
| | エピナスチン塩酸塩点眼液「ニプロ」 | ニプロ | 92.2 |
| | エピナスチン塩酸塩点眼液「わかもと」 | わかもと | 92.2 |

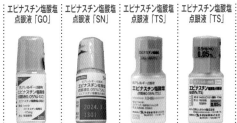
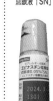
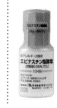
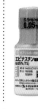

| \*アレジオン<br>点眼液 | エピナスチン塩酸塩<br>点眼液「GO」 | エピナスチン塩酸塩<br>点眼液「SN」 | エピナスチン塩酸塩<br>点眼液「TS」 | エピナスチン塩酸塩<br>点眼液「TS」 |
|---|---|---|---|---|

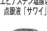
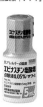

| エピナスチン塩酸塩<br>点眼液「杏林」 | エピナスチン塩酸塩<br>点眼液「サワイ」 | エピナスチン塩酸塩<br>点眼液「センジュ」 | エピナスチン塩酸塩<br>点眼液「トーワ」 | エピナスチン塩酸塩<br>点眼液「日新」 |
|---|---|---|---|---|

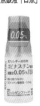

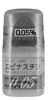

| エピナスチン塩酸塩<br>点眼液「日点」 | エピナスチン塩酸塩<br>点眼液「日点」 | エピナスチン塩酸塩<br>点眼液「ニットー」 | エピナスチン塩酸塩<br>点眼液「ニプロ」 | エピナスチン塩酸塩<br>点眼液「わかもと」 |
|---|---|---|---|---|

## 〈免疫抑制薬〉

　T細胞からのサイトカイン産生を抑制することで、抗炎症作用と免疫抑制作用を示す。

## *パピロックミニ（参天）

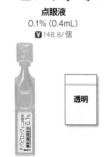

**点眼液**
0.1%（0.4mL）
¥148.8/個

透明

**用** 1回1滴、1日3回

**適** 春季カタル（抗アレルギー薬が効果不十分な場合）

**副** 眼瞼炎、刺激感、そう痒感、眼痛、流涙、角膜びらん・角膜潰瘍など、結膜充血　など

**保** 遮光、室温

**色** 無色澄明

> **処方のポイント**
> - アルミピロー包装開封後は6カ月以内に使用するが、添付の遮光用透明投薬袋に入れて2～8℃に保存した場合には1年以内とする。
> - 液が白濁した場合は使用しない。

## タクロリムス水和物 tacrolimus hydrate

# *タリムス（千寿）

**点眼液**

0.1%（5mL）

¥8,303.5/瓶

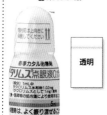

透明

(用) 1回1滴、1日2回

(適) 春季カタル（抗アレルギー薬が効果不十分な場合）

(副) 異常感、眼刺激、流涙増加、眼乾燥、眼脂、眼痛、眼充血、咽喉刺激感、ヘルペス性角膜炎、眼瞼ヘルペス　など

(保) 室温

(色) 白色、懸濁性

### 処方のポイント

● よく振り混ぜてから使用する。

● 使用後、高頻度に眼部熱感、眼刺激などが認められる。

● 緑内障患者では眼圧が上昇することがある。

## 〈角膜治療薬〉

### 作用機序

角膜上皮は健常な状態では

$$X（細胞分裂）+Y（細胞移動）=Z（細胞脱落）$$ を保っている。

角膜上皮障害では $$X + Y < Z$$ となる。

薬剤毒性で ↓　　ドライアイで ↑

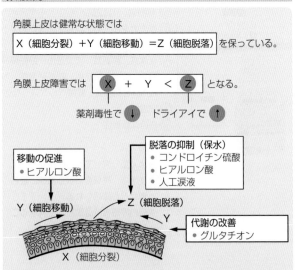

移動の促進
- ヒアルロン酸

脱落の抑制（保水）
- コンドロイチン硫酸
- ヒアルロン酸
- 人工涙液

Y（細胞移動）　　Z（細胞脱落）

代謝の改善
- グルタチオン

X（細胞分裂）

### 種類

| 分類 | 一般名 | 主な商品名 |
|------|--------|-----------|
| 移動の促進 | 精製ヒアルロン酸ナトリウム | ヒアレイン |
| 脱落の抑制 | ホウ酸・無機塩類配合剤 | 人工涙液マイティア |
|  | コンドロイチン硫酸エステルナトリウム | アイドロイチン |

精製ヒアルロン酸ナトリウム　purified sodium hyaluronate

# *ヒアレイン（参天）

**点眼液**

0.1%（5mL）
¥245.4/瓶

0.3%（5mL）
¥353.2/瓶

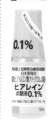

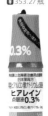

透明

透明

**ミニ点眼液**

0.1%（0.4mL）
¥23.4/個

0.3%（0.4mL）
¥27.2/個

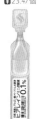

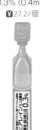

透明

透明

（用）1回1滴、1日5～6回

（適）シェーグレン症候群、スティーブンス・ジョンソン症候群、眼球乾燥症候群（ドライアイ）、術後・薬剤性・外傷・コンタクトレンズ装着などによる角結膜上皮障害

※ヒアレインミニはシェーグレン症候群、スティーブンス・ジョンソン症候群のみ

（副）眼瞼そう痒感、眼刺激　など

（保）室温

（色）無色澄明、粘稠性

**処方のポイント**

●通常は0.1%製剤を投与して、重症例で効果不十分の場合に0.3%製剤を投与する。

●同成分でOTC点眼薬（市販薬）が発売されている。

| 規格・容量 | 商品名 | 会社名 | 薬価（/瓶） |
|---|---|---|---|
| 0.1%<br>(5mL) | *ヒアレイン点眼液 | 参天 | 245.4 |
| | ヒアルロン酸Na点眼液「科研」 | 科研 | 188.8 |
| | ヒアルロン酸Na点眼液「科研」 | テイカ | 188.8 |
| | ヒアルロン酸Na点眼液「杏林」 | キョーリンリメディオ | 94.5 |
| | ヒアルロン酸Na点眼液「センジュ」 | 千寿 | 157.5 |
| | ヒアルロン酸Na点眼液「日新」 | 日新 | 94.5 |
| | ヒアルロン酸Na点眼液「ニットー」 | 日東メディック | 157.5 |
| | ヒアルロン酸Na点眼液「わかもと」 | わかもと | 94.5 |
| | ヒアルロン酸ナトリウム点眼液「TS」 | テイカ | 94.5 |
| | ヒアルロン酸ナトリウム点眼液「トーワ」 | 東和薬品 | 94.5 |
| | ヒアルロン酸ナトリウム点眼液「Nitten」 | ロートニッテン | 94.5 |
| | ヒアルロン酸ナトリウムPF点眼液「日点」 | ロートニッテン | 94.5 |
| 0.3%<br>(5mL) | *ヒアレイン点眼液 | 参天 | 353.2 |
| | ヒアルロン酸Na点眼液「科研」 | 科研 | 213.7 |
| | ヒアルロン酸Na点眼液「科研」 | テイカ | 213.7 |
| | ヒアルロン酸Na点眼液「杏林」 | キョーリンリメディオ | 114.7 |
| | ヒアルロン酸Na点眼液「センジュ」 | 千寿 | 213.7 |
| | ヒアルロン酸Na点眼液「日新」 | 日新 | 114.7 |
| | ヒアルロン酸Na点眼液「ニットー」 | 日東メディック | 213.7 |
| | ヒアルロン酸Na点眼液「わかもと」 | わかもと | 114.7 |
| | ヒアルロン酸ナトリウム点眼液「TS」 | テイカ | 114.7 |
| | ヒアルロン酸ナトリウム点眼液「トーワ」 | 東和薬品 | 114.7 |
| | ヒアルロン酸ナトリウム点眼液「ニッテン」 | ロートニッテン | 114.7 |
| | ヒアルロン酸ナトリウム点眼液「日点」 | ロートニッテン | 114.7 |

0.1%（5mL）

| \*ヒアレイン 点眼液 | ヒアルロン酸 Na 点眼液「科研」 | ヒアルロン酸 Na 点眼液「科研」 | ヒアルロン酸 Na 点眼液「杏林」 | ヒアルロン酸 Na 点眼液「センジュ」 |
|---|---|---|---|---|
|  |  |  |  |  |

| ヒアルロン酸 Na 点眼液「日新」 | ヒアルロン酸 Na 点眼液「ニットー」 | ヒアルロン酸 Na 点眼液「わかもと」 | ヒアルロン酸ナトリウム 点眼液「TS」 | ヒアルロン酸ナトリウム 点眼液「トーワ」 |
|---|---|---|---|---|
| 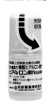 | 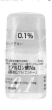 | 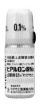 | 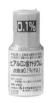 | 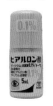 |

| ヒアルロン酸ナトリウム 点眼液「Nitten」 | ヒアルロン酸ナトリウムPF 点眼液「日点」 |
|---|---|
| 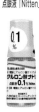 |  |

| *ヒアレイン 点眼液 | ヒアルロン酸Na 点眼液「科研」 | ヒアルロン酸Na 点眼液「科研」 | ヒアルロン酸Na 点眼液「杏林」 | ヒアルロン酸Na 点眼液「センジュ」 |
|---|---|---|---|---|
|  |  | 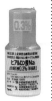 | 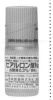 | 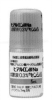 |

| ヒアルロン酸Na 点眼液「日新」 | ヒアルロン酸Na 点眼液「ニットー」 | ヒアルロン酸Na 点眼液「わかもと」 | ヒアルロン酸ナトリウム 点眼液「TS」 | ヒアルロン酸ナトリウム 点眼液「トーワ」 |
|---|---|---|---|---|
| 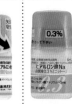 | 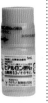 | 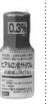 |  | |

| ヒアルロン酸ナトリウム 点眼液「ニッテン」 | ヒアルロン酸ナトリウム 点眼液「日点」 |
|---|---|
| 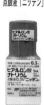 |  |

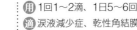

ホウ酸・無機塩類配合

# *人工涙液マイティア（千寿）

**点眼液**
5mL
¥87.1/瓶

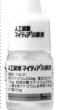

透明

(用) 1回1～2滴、1日5～6回

(適) 涙液減少症、乾性角結膜炎、コンタクトレンズ装着時の涙液補充

(副) 過敏症

(保) 室温

(色) 無色澄明、わずかに粘性

**処方のポイント**

● ソフトコンタクトレンズ装着時には使用しない。

● 防腐剤としてベンザルコニウム塩化物が含まれている。

# アイドロイチン (参天)

## 点眼液

1% (5mL)　　3% (5mL)
¥86.4/瓶　　¥88.8/瓶

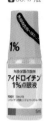
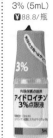

| | |
|:---:|:---:|
| 透明 | 透明 |

（用）1回1～2滴、1日2～4回
（適）角膜表層の保護
（副）そう痒感、結膜充血　など
（保）室温
（色）無色～淡黄色澄明

### 処方のポイント

● 防腐剤としてクロロブタノールが
添加されている。

| 規格・容量 | 商品名 | 会社名 | 薬価 (/瓶) |
|:---:|:---|:---:|:---:|
| 1%<br>(5mL) | アイドロイチン点眼液 | 参天 | 86.4 |
| | コンドロイチン点眼液「日点」 | ロートニッテン | 86.4 |
| 3%<br>(5mL) | アイドロイチン点眼液 | 参天 | 88.8 |
| | コンドロイチン点眼液「日点」 | ロートニッテン | 88.8 |

| 1%（5mL） | | 3%（5mL） | |
|:---:|:---:|:---:|:---:|
| アイドロイチン<br>点眼液 | コンドロイチン<br>点眼液「日点」 | アイドロイチン<br>点眼液 | コンドロイチン<br>点眼液「日点」 |
|  |  |  |  |

# 〈ドライアイ治療薬〉

水分やムチンの分泌を促進する作用がある。

---

ジクアホソルナトリウム diquafosol sodium

## *ジクアス（参天）

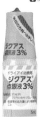

**点眼液**
3%（5mL）
¥358.3/瓶

透明

（用）1回1滴、1日6回
（適）ドライアイ
（副）刺激感、眼脂、結膜充血、眼痛、そう痒感、異物感、結膜下出血　など
（保）室温
（色）無色澄明

**処方のポイント**
- P2Y₂受容体に作用して結膜上皮からの水分、ゴブレット細胞からのムチンの分泌を促進する。

## *ジクアスLX（参天）

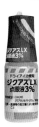

**点眼液**
3%（5mL）
¥770.5/瓶

透明

（用）1回1滴、1日3回
（適）ドライアイ
（副）刺激感、眼脂、眼の異常感（乾燥感、違和感、ねばつき感）、そう痒感、結膜充血　など
（保）室温
（色）無色～淡黄色澄明

**処方のポイント**
- 点眼回数が1日3回と半分になった。ジクアスと同様の効果がある。

## レバミピド rebamipide

# *ムコスタ (大塚)

### 点眼液UD
2% (0.35mL)
¥17.3/本

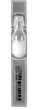

白

（用）1回1滴、1日4回

（適）ドライアイ

（副）味覚異常（苦味）、眼脂、充血、眼痛、異物感、霧視　など

（保）室温、点眼口を上向きにして保管、開封後は遮光

（色）白色、懸濁性

### 処方のポイント

● 1回使い切りタイプの目薬である。

● 点眼後、一時的に目がかすむことがあるので自動車などの運転には注意する必要がある。

| 規格・容量 | 商品名 | 会社名 | 薬価（/瓶） |
|---|---|---|---|
| 2%<br>(5mL) | レバミピド懸濁性点眼液「参天」 | 参天 | 451.2 |

レバミピド懸濁性
点眼液「参天」

# 〈副腎皮質ステロイド薬〉

## 作用機序

細胞の核内で転写の制御をして強い抗炎症作用を呈する。

## 種 類

| 一般名 | 主な商品名 | 剤 形 |
|---|---|---|
| デキサメタゾンメタスルホ安息香酸エステルナトリウム | サンテゾーン | 点眼液、眼軟膏 |
| プレドニゾロン酢酸エステル | プレドニン | 眼軟膏 |
| ベタメタゾンリン酸エステルナトリウム | リンデロン | 点眼液、<br>点眼・点耳・点鼻液 |
| ベタメタゾンリン酸エステルナトリウム・フラジオマイシン硫酸塩 | リンデロンA | 点眼・点鼻用液<br>眼・耳科用軟膏 |
| デキサメタゾンリン酸エステルナトリウム | オルガドロン | 点眼・点耳・点鼻液 |
| フラジオマイシン硫酸塩・メチルプレドニゾロン | ネオメドロールEE | 軟膏 |
| フルオロメトロン | フルメトロン | 点眼液 |

デキサメタゾンメタスルホ安息香酸エステルナトリウム dexamethasone metasulfobenzoate sodium

# サンテゾーン （参天）

**\*点眼液**
0.1% (5mL)
¥36.7/mL

**眼軟膏**
0.05% (3.5g)
¥46.7/g

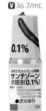

0.1%

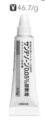

透明

🈺 点眼液…1回1～2滴、1日3～4回

　　眼軟膏…1日1～3回

🈴 眼瞼炎、結膜炎、角膜炎、強膜炎、上

　　強膜炎、前部ブドウ膜炎、術後炎症

🈡 緑内障、角膜ヘルペスなどの誘発、後

　　嚢下白内障　など

🈟 点眼液…遮光、室温

　　眼軟膏…室温

🈓 点眼液…無色～淡黄色澄明

　　眼軟膏…白色～微黄色

---

### 処方のポイント

● 点眼液は防腐剤としてクロロブタ
　ノールが添加されている。

● 投与時には、副作用として眼圧の
　上昇をチェックする。

● 点眼液の濃度は0.1%のほかに
　0.02%もある。

---

| 規格・容量 | 商品名 | 会社名 | 薬価 (/mL) |
|---|---|---|---|
| 0.02%<br>(5mL) | \*サンテゾーン点眼液 | 参天 | 17.9 |
| | D・E・X点眼液「ニットー」 | 日東メディック | 12.8 |
| | ビジュアリン点眼液 | 千寿 | 12.8 |
| 0.05%<br>(5mL) | D・E・X点眼液「ニットー」 | 日東メディック | 17.9 |
| | ビジュアリン点眼液 | 千寿 | 17.9 |
| 0.1%<br>(5mL) | \*サンテゾーン点眼液 | 参天 | 36.7 |
| | D・E・X点眼液「ニットー」 | 日東メディック | 24.7 |
| | ビジュアリン眼科耳鼻用液 | 千寿 | 31.3 |
| 0.1%<br>(3.5g) | デキサメタゾン眼軟膏「ニットー」 | 日東メディック | 35.3 |

| 0.02%（5mL） | | | 0.05%（5mL） | |
|---|---|---|---|---|
| *サンテゾーン点眼液 | D・E・X点眼液「ニットー」 | ビジュアリン点眼液 | D・E・X点眼液「ニットー」 | ビジュアリン点眼液 |
|  |  |  |  |  |

| 0.1%（5mL） | | | 0.1%（3.5g） |
|---|---|---|---|
| *サンテゾーン点眼液 | D・E・X点眼液「ニットー」 | ビジュアリン眼科耳鼻科用液 | デキサメタゾン眼膏「ニットー」 |
| 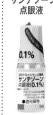 |  |  |  |

---

プレドニゾロン酢酸エステル　prednisolone acetate

# *プレドニン（塩野義）

**眼軟膏**
0.25%（5g）
¥61.9/g

用 1日数回

適 眼瞼炎、結膜炎、角膜炎、強膜炎、上強膜炎、前眼部ブドウ膜炎、術後炎症

副 緑内障、角膜ヘルペスなどの誘発、後嚢下白内障　など

保 室温

色 白色〜微帯黄白色

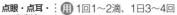

# *リンデロン（塩野義）

**点眼液**
0.01% (5mL)
¥33.3/mL

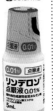

黒

**点眼・点耳・点鼻液**
0.1% (5mL)
¥52.6/mL

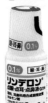

黒

用 1回1〜2滴、1日3〜4回

適 眼瞼炎、結膜炎、角膜炎、強膜炎、上強膜炎、前部ブドウ膜炎、術後炎症

副 緑内障、角膜ヘルペスなどの誘発、後嚢下白内障　など

保 遮光、室温

色 無色澄明

## 処方のポイント

● 投与時には、副作用として眼圧の上昇をチェックする。

| 規格・容量 | 商品名 | 会社名 | 薬価 (/mL) |
|---|---|---|---|
| 0.1%<br>(5mL) | *リンデロン点眼・点耳・点鼻液 | 塩野義 | 52.6 |
| | サンベタゾン眼耳鼻科用液 | 参天 | 14.3 |
| | ベタメタゾンリン酸エステルNa・PF眼耳鼻科用液「日点」 | ロートニッテン | 32.2 |
| | リノロサール眼科耳鼻科用液 | わかもと | 32.2 |

*リンデロン
点眼・点耳・点鼻液

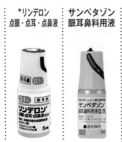

サンベタゾン
眼耳鼻科用液

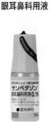

ベタメタゾン
リン酸エステルNa・PF
眼耳鼻科用液「日点」

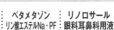

リノロサール
眼科耳鼻科用液

ベタメタゾンリン酸エステルナトリウム・フラジオマイシン硫酸塩配合
betamethasone sodium phosphate + fradiomycin sulfate

# \*リンデロンA （塩野義）

**点眼・点鼻用液：眼・耳科用軟膏：**

ベタメタゾン
0.1% (5mL)
¥78.2/mL

ベタメタゾン
0.1% (5g)
¥67.7/g

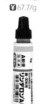

黒

**用** 点眼液…1回1～2滴、1日1～数回
　　眼軟膏…1日1～数回

**適** 外眼部・前眼部の細菌感染を伴う炎症性疾患

**副** 難聴、ほかはリンデロンと同じ

**保** 点眼液…遮光、冷所
　　眼軟膏…室温

**色** 点眼液…無色～微黄色澄明
　　眼軟膏…白色～微黄色半透明

**処方のポイント**

● アミノグリコシド系のフラジオマイシン硫酸塩が0.35%含有されている。

| 規格・容量 | 商品名 | 会社名 | 薬価 (/mL) |
|---|---|---|---|
| 0.1%<br>(5mL) | \*リンデロンA点眼・点鼻用液 | 塩野義 | 78.2 |
| | ベルベゾロンF点眼・点鼻液 | ロートニッテン | 78.2 |

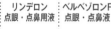

リンデロン
点眼・点鼻用液

ベルベゾロンF
点眼・点鼻液

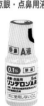
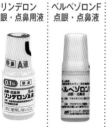

## デキサメタゾンリン酸エステルナトリウム dexamethasone sodium phosphate

# *オルガドロン（サンド）

**点眼・点耳・点鼻液**
0.1%（5mL）
¥35.3/mL

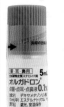

黒

🔵用 1回1～2滴、1日3～4回

🔵適 眼瞼炎、結膜炎、角膜炎、強膜炎、上強膜炎、前眼部ブドウ膜炎、術後炎症

🔵副 刺激感、眼圧亢進、角膜ヘルペスなどの誘発、後嚢下白内障　など

🔵保 遮光、室温

🔵色 無色澄明

| 規格・容量 | 商品名 | 会社名 | 薬価（/mL） |
|---|---|---|---|
| 0.1%<br>（5mL） | *オルガドロン点眼・点耳・点鼻液 | サンド | 35.3 |
| | テイカゾン点眼・点耳・点鼻液 | テイカ | 15.3 |

*オルガドロン
点眼・点耳・点鼻液

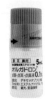

テイカゾン
点眼・点耳・点鼻液

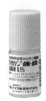

フラジオマイシン硫酸塩・メチルプレドニゾロン配合 fradiomycin sulfate + methylprednisolone

# *ネオメドロール EE （ファイザー）

**軟膏**
3g
¥45.5/g

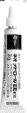

🈺 1日1〜数回

🈷 外眼部・前眼部の細菌感染を伴う炎症性疾患

🈲 アミノグリコシド系抗生物質の過敏症

🈯 非可逆性の難聴、眼圧亢進、角膜ヘルペスなどの誘発、後嚢下白内障　など

🈯 室温

🈐 淡黄色半澄明

**処方のポイント**

● アミノグリコシド系のフラジオマイシン硫酸塩が含有されているので、使用中はとくに聴力の変動に注意する。

● メチルプレドニゾロンが製剤1g中に1mg含まれる。

## フルオロメトロン fluorometholone

# *フルメトロン (参天)

**点眼液**
0.02%（5mL） ￥26.3/mL

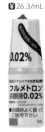

透明

**点眼液**
0.1%（5mL） ￥30.9/mL

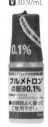

透明

**用** 1回1〜2滴、1日2〜4回

**適** 0.02%…眼瞼炎、結膜炎、角膜炎、強膜炎、上強膜炎 など

0.1%…眼瞼炎、結膜炎、角膜炎、強膜炎、上強膜炎、虹彩炎、虹彩毛様体炎、ブドウ膜炎、術後炎症 など

**副** 緑内障、角膜ヘルペスなどの誘発、後嚢下白内障 など

**保** 室温

**色** 振り混ぜると白濁、懸濁性

### 処方のポイント

●よく振りまぜてから使用する。

| 規格・容量 | 商品名 | 会社名 | 薬価 (/mL) |
|---|---|---|---|
| 0.02%<br>(5mL) | *フルメトロン点眼液 | 参天 | 26.3 |
| | フルオロメトロン点眼液「センジュ」 | 千寿 | 17.9 |
| | フルオロメトロン点眼液「ニットー」 | キョーリンリメディオ | 17.9 |
| | フルオロメトロン点眼液「ニットー」 | 日東メディック | 17.9 |
| | フルオロメトロン点眼液「わかもと」 | わかもと | 17.9 |
| 0.05%<br>(5mL) | フルオロメトロン点眼液「センジュ」 | 千寿 | 17.9 |
| 0.1%<br>(5mL) | *フルオロメトロン点眼液 | 参天 | 30.9 |
| | フルオロメトロン点眼液「センジュ」 | 千寿 | 17.9 |
| | フルオロメトロン点眼液「ニットー」 | キョーリンリメディオ | 17.9 |
| | フルオロメトロン点眼液「ニットー」 | 日東メディック | 17.9 |
| | フルオロメトロン点眼液「わかもと」 | わかもと | 17.9 |

**0.02%（5mL）**

| \*フルメトロン<br>点眼液 | フルオロメトロン<br>点眼液「センジュ」 | フルオロメトロン<br>点眼液「ニットー」 | フルオロメトロン<br>点眼液「ニットー」 | フルオロメトロン<br>点眼液「わかもと」 |
|---|---|---|---|---|

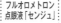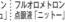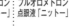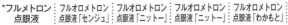

**0.05%（5mL）**

フルオロメトロン<br>点眼液「センジュ」

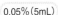

**0.1%（5mL）**

| \*フルメトロン<br>点眼液 | フルオロメトロン<br>点眼液「センジュ」 | フルオロメトロン<br>点眼液「ニットー」 | フルオロメトロン<br>点眼液「ニットー」 | フルオロメトロン<br>点眼液「わかもと」 |
|---|---|---|---|---|

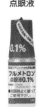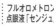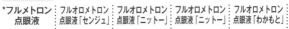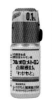

# 〈非ステロイド性抗炎症薬（NSAIDs）〉

## 作用機序

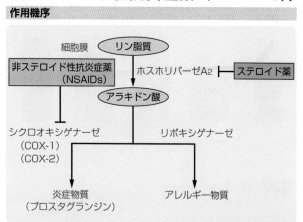

シクロオキシゲナーゼ（COX）によりアラキドン酸から炎症物質に分解される。NSAIDsはシクロオキシゲナーゼの活性を阻害することで炎症物質に分解されなくなり抗炎症作用を示す。

## 種類

| 分類 | 一般名 | 主な商品名 |
|---|---|---|
| プロスタグランジン合成阻害 | プラノプロフェン | ニフラン |
| | ジクロフェナクナトリウム | ジクロード |
| | ブロムフェナクナトリウム水和物 | ブロナック |
| | ネパフェナク | ネバナック |
| その他 | アズレンスルホン酸ナトリウム水和物 | AZ |

## プラノプロフェン pranoprofen

# *ニフラン（千寿）

**点眼液**
0.1% (5mL)
¥30.4/mL

半透明

🈷 1回1～2滴、1日4回

適 眼瞼炎、結膜炎、角膜炎、強膜炎、上強膜炎、前眼部ブドウ膜炎、術後炎症

副 刺激感、結膜充血、そう痒感、眼瞼腫脹・発赤、眼瞼炎　など

保 遮光、室温

色 無色澄明

**処方のポイント**

● OTC薬（市販薬）では濃度が半分。

| 規格・容量 | 商品名 | 会社名 | 薬価 (/mL) |
|---|---|---|---|
| 0.1%<br>(5mL) | *ニフラン点眼液 | 千寿 | 30.4 |
| | プラノプロフェン点眼液「参天」 | 参天 | 17.9 |
| | プラノプロフェン点眼液「日点」 | 日本ジェネリック | 17.9 |
| | プラノプロフェン点眼液「日点」 | フェルゼン | 17.9 |
| | プラノプロフェン点眼液「日点」 | ロートニッテン | 17.9 |
| | プラノプロフェン点眼液「わかもと」 | わかもと | 26.9 |

| *ニフラン<br>点眼液 | プラノプロフェン<br>点眼液「参天」 | プラノプロフェン<br>点眼液「日点」 | プラノプロフェン<br>点眼液「日点」 | プラノプロフェン<br>点眼液「日点」 |
|---|---|---|---|---|

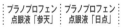

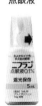

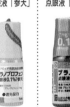

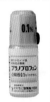

プラノプロフェン
点眼液「わかもと」

---

ジクロフェナクナトリウム diclofenac sodium

# \*ジクロード（わかもと）

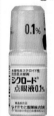

**点眼液**
0.1% (5mL)
¥47.2/mL

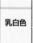

乳白色

用 手術前…1回1滴、4回（3時間前、2時間前、1時間前、30分前）
手術後…1回1滴、1日3回

適 白内障手術時における術後の炎症症状、術中・術後合併症の防止

副 びまん性表層角膜炎、角膜びらん など

保 遮光、10℃以下

色 無色～微黄色澄明

## 処方のポイント

● 点状表層角膜症のある患者では慎重に投与する。

| 規格・容量 | 商品名 | 会社名 | 薬価 (/mL) |
|---|---|---|---|
| 0.1%<br>(5mL) | \*ジクロード点眼液 | わかもと | 47.2 |
| | ジクロフェナクNa点眼液「日新」 | 日新 | 25.5 |
| | ジクロフェナクNa点眼液「ニッテン」 | 日本ジェネリック | 25.5 |
| | ジクロフェナクNa点眼液「ニッテン」 | ロートニッテン | 25.5 |
| | ジクロフェナクNa点眼液「ニットー」 | キョーリンリメディオ | 31.6 |
| | ジクロフェナクNa点眼液「ニットー」 | 日東メディック | 31.6 |
| | ジクロフェナクNa・PF点眼液「日点」 | ロートニッテン | 31.6 |

| ＊ジクロード 点眼液 | ジクロフェナクNa 点眼液「日新」 | ジクロフェナクNa 点眼液「ニッテン」 | ジクロフェナクNa 点眼液「ニッテン」 | ジクロフェナクNa 点眼液「ニットー」 |
|---|---|---|---|---|
|  |  | |  | |

| ジクロフェナクNa 点眼液「ニットー」 | ジクロフェナクNa・PF 点眼液「日点」 |
|---|---|
| 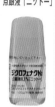 | |

## ブロムフェナクナトリウム水和物　bromfenac sodium hydrate

# *ブロナック （千寿）

**点眼液**
0.1% (5mL)
¥69.7/mL

透明

🈯 1回1〜2滴、1日2回

🈯 眼瞼炎、結膜炎、強膜炎（上強膜炎を含む）、術後炎症

🈯 角膜びらん、結膜炎、眼瞼炎、刺激感、眼痛、点状表層角膜炎、そう痒感 など

🈯 室温

🈯 黄色澄明

### 処方のポイント

● 角膜上皮障害のある患者には慎重に投与する。

| 規格・容量 | 商品名 | 会社名 | 薬価 (/mL) |
|---|---|---|---|
| 0.1%<br>(5mL) | *ブロナック点眼液 | 千寿 | 69.7 |
| | ブロムフェナクNa点眼液「日新」 | テイカ | 33.2 |
| | ブロムフェナクNa点眼液「日新」 | 日新 | 33.2 |
| | ブロムフェナクNa点眼液「日点」 | ロートニッテン | 33.2 |
| | ブロムフェナクNa点眼液「ニットー」 | 日東メディック | 33.2 |

| *ブロナック<br>点眼液 | ブロムフェナクNa<br>点眼液「日新」 | ブロムフェナクNa<br>点眼液「日新」 | ブロムフェナクNa<br>点眼液「日点」 | ブロムフェナクNa<br>点眼液「ニットー」 |
|---|---|---|---|---|
|  |  |  | 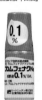 |  |

## ネパフェナク nepafenac

# *ネバナック （ノバルティス ファーマ）

**懸濁性点眼液**
0.1% (5mL)
¥ 130.2/mL

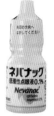

半透明

**用** 1回1滴、1日3回
手術日…術前3回、術後1回

**適** 内眼部手術における術後炎症

**副** 異物感、アレルギー性結膜炎、そう痒
感、眼脂、結膜炎、眼瞼炎、角膜炎、
角膜障害　など

**保** 室温

**色** 淡黄色～うすい橙色、懸濁性

**処方のポイント**

● 眼内で分解されて効果を発揮する。

● よく振ってから使用する。

● 角膜上皮障害のある患者には慎重
に投与する。

## アズレンスルホン酸ナトリウム水和物　sodium gualenate hydrate

# AZ（ゼリア新薬）

**点眼液**
0.02%（5mL）
¥88.8/瓶

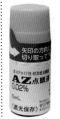

茶色

**用** 1回1〜2滴、1日3〜5回

**適** 急性結膜炎、慢性結膜炎、アレルギー性
結膜炎、表層角膜炎、眼瞼縁炎、強膜炎

**副** 眼瞼腫脹、発赤、そう痒感

**保** 遮光、室温

**色** 青紫色澄明

| 規格・容量 | 商品名 | 会社名 | 薬価（/瓶） |
|---|---|---|---|
| 0.02%<br>（5mL） | AZ点眼薬 | ゼリア新薬 | 88.8 |
| | アズレン点眼液「ニットー」 | 日東メディック | 88.8 |
| | アズレン点眼液「わかもと」 | わかもと | 88.8 |

**AZ点眼薬**

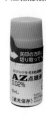

**アズレン点眼液「ニットー」**

**アズレン点眼液「わかもと」**

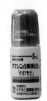

# 5 白内障治療薬

## ピレノキシン pirenoxine

### \*カタリン（千寿）

点眼用
溶解後 0.005%（15mL）
¥13.0/mL

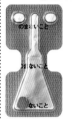

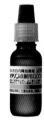

(用) 1回1～2滴、1日3～5回

(適) 初期老人性白内障

(副) 眼瞼炎、びまん性表層角膜炎　など

(保) 室温、溶解後は遮光、冷所

(色) 溶解後…黄色澄明

**処方のポイント**

● ピレノキシンの剤形が錠剤。

● 溶解後は3週間以内に使用する。

### \*カタリンK（千寿）

点眼用
溶解後 0.005%（15mL）
¥13.0/mL

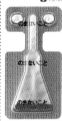

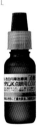

(用) 1回1～2滴、1日3～5回

(適) 初期老人性白内障

(副) 眼瞼炎、びまん性表層角膜炎　など

(保) 室温、溶解後は遮光、冷所

(色) 溶解後…黄色澄明

**処方のポイント**

● ピレノキシンの剤形が顆粒。

● 溶解後は3週間以内に使用する。

# ピレノキシン (参天)

**懸濁性点眼液**
0.005% (5mL)
¥64.9/瓶

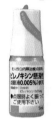

透明

用 1回1～2滴、1日3～5回
適 初期老人性白内障
副 眼瞼炎、びまん性表層角膜炎 など
保 室温、上向きに保管
色 橙色、懸濁性

### 処方のポイント

● よく振り混ぜてから使用する。

# **6** 緑内障治療薬

## 作用機序

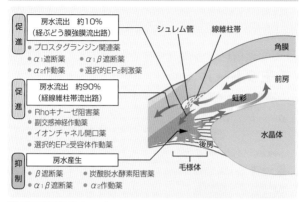

| | | 促進 | 房水流出 約10%（経ぶどう膜強膜流出路）<br>● プロスタグランジン関連薬<br>● $\alpha_1$遮断薬　● $\alpha_1\beta$遮断薬<br>● $\alpha_2$作動薬　● 選択的EP2刺激薬 |
| --- | --- | --- | --- |

シュレム管　線維柱帯
角膜
前房
虹彩
水晶体

| 促進 | 房水流出 約90%（経線維柱帯流出路）<br>● Rhoキナーゼ阻害薬<br>● 副交感神経作動薬<br>● イオンチャネル開口薬<br>● 選択的EP2受容体作動薬 |
| --- | --- |

後房　毛様体

| 抑制 | 房水産生<br>● $\beta$遮断薬　● 炭酸脱水酵素阻害薬<br>● $\alpha_1\beta$遮断薬　● $\alpha_2$作動薬 |
| --- | --- |

## 種 類

| 分 類 | | 一般名（主な商品名） |
| --- | --- | --- |
| 交感神経遮断薬 | $\beta$遮断薬 | チモロールマレイン酸塩（チモプトール、チモプトールXE、リズモンTG）<br>カルテオロール塩酸塩（ミケラン、ミケランLA） |
| | $\beta_1$遮断薬 | ベタキソロール塩酸塩（ベタキソロール点眼液「SW」） |
| | $\alpha_1$遮断薬 | ブナゾシン塩酸塩（デタントール） |
| | $\alpha_1\beta$遮断薬 | レボブノロール塩酸塩（レボブノロール塩酸塩点眼液「ニッテン」）<br>ニプラジロール（ハイパジールコーワ、ニプラノール） |
| $\alpha_2$作動薬 | | ブリモニジン酒石酸塩（アイファガン） |
| 炭酸脱水酵素阻害薬 | | ドルゾラミド塩酸塩（トルソプト）<br>ブリンゾラミド（エイゾプト） |
| イオンチャネル開口薬 | | イソプロピルウノプロストン（レスキュラ） |
| FP受容体作動薬 | | ラタノプロスト（キサラタン）<br>トラボプロスト（トラバタンズ）<br>タフルプロスト（タプロス）<br>ビマトプロスト（ルミガン） |
| 選択的EP2受容体作動薬 | | オミデネパグ イソプロピル（エイベリス） |
| Rhoキナーゼ阻害薬 | | リパスジル塩酸塩水和物（グラナテック） |
| 副交感神経作動薬 | | ピロカルピン塩酸塩（サンピロ）<br>ジスチグミン臭化物（ウブレチド） |

房水産生を抑制することにより眼圧を下降させる。心血管系・呼吸器系に影響を与えるので注意する。夜間に眼圧下降効果が減弱する。

## チモロールマレイン酸塩  timolol maleate

# *チモプトール（参天）

**点眼液**
0.25%（5mL）
¥ 88.9/mL

**点眼液**
0.5%（5mL）
¥ 107.9/mL

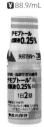

| 透明 | 透明 |

用 1回1滴、1日2回

適 緑内障、高眼圧症

禁 気管支喘息、慢性閉塞性肺疾患、心不全、洞性徐脈、房室ブロック（Ⅱ、Ⅲ度）、心原性ショック

副 刺激症状、角膜障害、動悸・徐脈などの不整脈、頭痛、めまい　など

保 遮光、室温

色 無色〜微黄色澄明

### 処方のポイント

● 0.5%チモプトールと2%ミケランの眼圧下降作用が同等とされている。

| 規格・容量 | 商品名 | 会社名 | 薬価（/mL） |
|---|---|---|---|
| 0.25%<br>（5mL） | *チモプトール点眼液 | 参天 | 88.9 |
| | チモロール点眼液「杏林」 | キョーリンリメディオ | 46.9 |
| | チモロール点眼液「テイカ」 | テイカ | 46.9 |
| | チモロール点眼液「日新」 | 日新 | 46.9 |
| | チモロール点眼液「ニッテン」 | ロートニッテン | 46.9 |
| | チモロール点眼液「ニットー」 | 日東メディック | 46.9 |
| | チモロール点眼液「わかもと」 | わかもと | 46.9 |
| | チモロールPF点眼液「日点」 | ロートニッテン | 46.9 |

| 規格・容量 | 商品名 | 会社名 | 薬価 (/mL) |
|---|---|---|---|
| 0.5%<br>（5mL） | *チモプトール点眼液 | 参天 | 107.9 |
| | チモロール点眼液「杏林」 | キョーリンリメディオ | 56.8 |
| | チモロール点眼液「テイカ」 | テイカ | 56.8 |
| | チモロール点眼液「日新」 | 日新 | 56.8 |
| | チモロール点眼液「ニッテン」 | ロートニッテン | 56.8 |
| | チモロール点眼液「ニットー」 | 日東メディック | 56.8 |
| | チモロール点眼液「わかもと」 | わかもと | 56.8 |
| | チモロールPF点眼液「日点」 | ロートニッテン | 56.8 |

0.25%（5mL）

| *チモプトール<br>点眼液 | チモロール<br>点眼液「杏林」 | チモロール<br>点眼液「テイカ」 | チモロール<br>点眼液「日新」 | チモロール<br>点眼液「ニッテン」 |
|---|---|---|---|---|
|  |  |  | 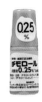 | |

| チモロール<br>点眼液「ニットー」 | チモロール<br>点眼液「わかもと」 | チモロールPF<br>点眼液「日点」 |
|---|---|---|
| 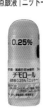 | 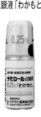 | 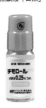 |

| *チモプトール<br>点眼液 | チモロール<br>点眼液「杏林」 | チモロール<br>点眼液「テイカ」 | チモロール<br>点眼液「日新」 | チモロール<br>点眼液「ニッテン」 |
|---|---|---|---|---|

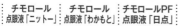

| チモロール<br>点眼液「ニット一」 | チモロール<br>点眼液「わかもと」 | チモロールPF<br>点眼液「日点」 |
|---|---|---|

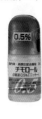 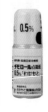 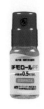

## チモロールマレイン酸塩持続性製剤 timolol maleate

# *チモプトールXE（参天）

| 点眼液 | 点眼液 |
|---|---|
| 0.25%(2.5mL) | 0.5% (2.5mL) |
| ¥289.5/mL | ¥408.3/mL |

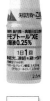

| 透明 | 透明 |
|---|---|

用 1回1滴、1日1回

適 緑内障、高眼圧症

禁 気管支喘息、慢性閉塞性肺疾患、心不全、洞性徐脈、房室ブロック（Ⅱ、Ⅲ度）、心原性ショック

副 刺激症状、角膜障害　など

保 遮光、室温

色 無色～わずかに白色、わずかに粘性

**処方のポイント**

● 持続化剤としてジェランガムが含まれており、涙液と反応してゲル化する。

● 点眼薬を併用する場合は本剤投与前に少なくとも10分間あける。

# *リズモンTG（わかもと）

| 点眼液 | 点眼液 |
|---|---|
| 0.25%(2.5mL) | 0.5% (2.5mL) |
| ¥278.7/mL | ¥361.1/mL |

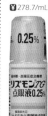

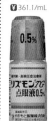

| 乳白色 | 乳白色 |
|---|---|

用 1回1滴、1日1回

適 緑内障、高眼圧症

禁 気管支喘息、慢性閉塞性肺疾患、心不全、洞性徐脈、房室ブロック（Ⅱ、Ⅲ度）、心原性ショック

副 刺激症状、角膜障害、動悸・徐脈などの不整脈、頭痛、めまい　など

保 遮光、10℃以下

色 無色～微黄色澄明、粘性

**処方のポイント**

● 点眼すると体温によりゲル化する。

● 点眼薬を併用する場合は本剤投与前に少なくとも10分間あける。

| 規格・容量 | 商品名 | 会社名 | 薬価（/mL） |
|---|---|---|---|
| 0.25%<br>(2.5mL) | *チモプトールXE点眼液 | 参天 | 289.5 |
| | *リズモンTG点眼液 | わかもと | 278.7 |
| | *リズモンTG点眼液 | キッセイ薬品 | 278.7 |
| | チモロールXE点眼液「TS」 | テイカ | 195.7 |
| | チモロールXE点眼液「杏林」 | キョーリンリメディオ | 17.9 |
| | チモロールXE点眼液「センジュ」 | 千寿 | 105.20 |
| | チモロールXE点眼液「ニットー」 | 日東メディック | 195.7 |
| 0.5%<br>(2.5mL) | *チモプトールXE点眼液 | 参天 | 408.3 |
| | *リズモンTG点眼液 | わかもと | 361.1 |
| | *リズモンTG点眼液 | キッセイ薬品 | 361.1 |
| | チモロールXE点眼液「TS」 | テイカ | 164.7 |
| | チモロールXE点眼液「杏林」 | キョーリンリメディオ | 239.1 |
| | チモロールXE点眼液「センジュ」 | 千寿 | 239.1 |
| | チモロールXE点眼液「ニットー」 | 日東メディック | 239.1 |

0.25%（2.5mL）

| *チモプトールXE<br>点眼液 | *リズモンTG<br>点眼液 | *リズモンTG<br>点眼液 | チモロールXE<br>点眼液「TS」 | チモロールXE<br>点眼液「杏林」 |
|---|---|---|---|---|
| 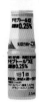 | 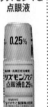 | 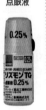 | 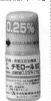 |  |

| チモロールXE<br>点眼液「センジュ」 | チモロールXE<br>点眼液「ニットー」 |
|---|---|
| 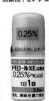 | 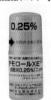 |

0.5%（2.5mL）

| *チモプトールXE<br>点眼液 | *リズモンTG<br>点眼液 | *リズモンTG<br>点眼液 | チモロールXE<br>点眼液「TS」 | チモロールXE<br>点眼液「杏林」 |
|---|---|---|---|---|
|  |  |  |  | 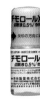 |

| チモロールXE<br>点眼液「センジュ」 | チモロールXE<br>点眼液「ニットー」 |
|---|---|
| 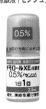 | 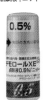 |

---

**カルテオロール塩酸塩** carteolol hydrochloride

# *ミケラン（大塚）

| 点眼液<br>1%（5mL）<br>¥122.2/mL | 点眼液<br>2%（5mL）<br>¥159.6/mL |
|---|---|
| 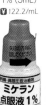 | 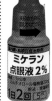 |
| <br>黄色 | <br>黄色 |

(用) 1回1滴、1日2回

(適) 緑内障、高眼圧症

(禁) 気管支喘息、慢性閉塞性肺疾患、心不全、洞性徐脈、房室ブロック（Ⅱ、Ⅲ度）、心原性ショック

(副) 刺激症状、霧視、異物感、徐脈、頭痛、めまい、味覚異常（苦味）など

(保) 遮光、室温

(色) 無色澄明

**処方のポイント**

● 内因性交感神経刺激作用があり、徐脈を生じにくい。

| 規格・容量 | 商品名 | 会社名 | 薬価 (/mL) |
|---|---|---|---|
| 1%<br>(5mL) | *ミケラン点眼液 | 大塚 | 122.2 |
| | カルテオロール塩酸塩点眼液「ニッテン」 | ロートニッテン | 69.1 |
| | カルテオロール塩酸塩点眼液「ニットー」 | 日東メディック | 69.1 |
| | カルテオロール塩酸塩点眼液「わかもと」 | わかもと | 69.1 |
| | カルテオロール塩酸塩PF点眼液「日点」 | ロートニッテン | 69.1 |
| 2%<br>(5mL) | *ミケラン点眼液 | 大塚 | 159.6 |
| | カルテオロール塩酸塩点眼液「ニッテン」 | ロートニッテン | 105.9 |
| | カルテオロール塩酸塩点眼液「ニットー」 | 日東メディック | 78.9 |
| | カルテオロール塩酸塩点眼液「わかもと」 | わかもと | 105.9 |
| | カルテオロール塩酸塩PF点眼液「日点」 | ロートニッテン | 105.9 |

1%（5mL）

| *ミケラン<br>点眼液 | カルテオロール塩酸塩<br>点眼液「ニッテン」 | カルテオロール塩酸塩<br>点眼液「ニットー」 | カルテオロール塩酸塩<br>点眼液「わかもと」 | カルテオロール塩酸塩PF<br>点眼液「日点」 |
|---|---|---|---|---|

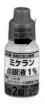 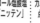  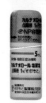 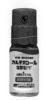

2%（5mL）

| *ミケラン<br>点眼液 | カルテオロール塩酸塩<br>点眼液「ニッテン」 | カルテオロール塩酸塩<br>点眼液「ニットー」 | カルテオロール塩酸塩<br>点眼液「わかもと」 | カルテオロール塩酸塩PF<br>点眼液「日点」 |
|---|---|---|---|---|

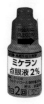  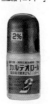 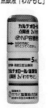

## カルテオロール塩酸塩持続性製剤　carteolol hydrochloride

# *ミケランLA（大塚）

**点眼液**
1% (2.5mL)
¥240.7/mL

黄色

**点眼液**
2% (2.5mL)
¥308.8/mL

黄色

（用）1回1滴、1日1回

（適）緑内障、高眼圧症

（禁）気管支喘息、慢性閉塞性肺疾患、心不全、洞性徐脈、房室ブロック（Ⅱ、Ⅲ度）、心原性ショック

（副）刺激症状、霧視、異物感、徐脈、頭痛、めまい、味覚異常（苦味）など

（保）遮光、室温

（色）無色澄明

### 処方のポイント

● アルギン酸が添加されていて、薬剤が滞留しやすい。

● 点眼薬を併用する場合は本剤投与前に少なくとも10分間あける。

| 規格・容量 | 商品名 | 会社名 | 薬価 (/mL) |
|---|---|---|---|
| 1%<br>(2.5mL) | *ミケランLA点眼液 | 大塚 | 240.7 |
| | カルテオロール塩酸塩LA点眼液「わかもと」 | 日東メディック | 137.1 |
| | カルテオロール塩酸塩LA点眼液「わかもと」 | わかもと | 137.1 |
| 2%<br>(2.5mL) | *ミケランLA点眼液 | 大塚 | 308.8 |
| | カルテオロール塩酸塩LA点眼液「わかもと」 | 日東メディック | 166.3 |
| | カルテオロール塩酸塩LA点眼液「わかもと」 | わかもと | 166.3 |

**1%（2.5mL）**

| *ミケランLA<br>点眼薬 | カルテオロール塩酸塩LA<br>点眼液「わかもと」 | カルテオロール塩酸塩LA<br>点眼液「わかもと」 |
|---|---|---|

**2%（2.5mL）**

| *ミケランLA<br>点眼薬 | カルテオロール塩酸塩LA<br>点眼液「わかもと」 |
|---|---|

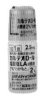

カルテオロール塩酸塩LA
点眼液「わかもと」

---

### $\beta_1$遮断薬

$\beta_1$選択性の薬剤なので$\beta$遮断薬に比べると眼圧下降作用がやや弱い。反面、心血管系や気管支喘息の既往のある症例に対して慎重投与を要するが禁忌ではない。

## ベタキソロール塩酸塩 betaxolol hydrochloride

# ベタキソロール（沢井）

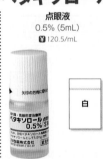

矢印の方向に安心

白

**点眼液**
0.5%（5mL）
¥120.5/mL

- 用 1回1滴、1日2回
- 適 緑内障、高眼圧症
- 禁 コントロール不十分な心不全、妊婦
- 副 刺激症状、流涙、羞明感、眼そう痒症、眼瞼炎 など
- 保 室温
- 色 無色～微黄色澄明

**処方のポイント**
- ●血圧が下降することがあり、定期的に血圧測定を行う。

| $\alpha_1$遮断薬 |

　経ぶどう膜強膜流出路からの房水流出を改善する。$\beta$遮断薬よりも眼圧下降作用が若干弱いが、心血管系や呼吸器系の副作用が少ない。

### ブナゾシン塩酸塩　bunazosin hydrochloride

## *デタントール （参天）

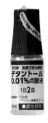

**点眼液**
0.01% (5mL)
¥192.8/mL

透明

用 1回1滴、1日2回

適 緑内障、高眼圧症

副 眼瞼炎、眼のそう痒感、角膜上皮障害、
　 結膜充血、頭痛　など

保 遮光、室温

色 無色澄明

**処方のポイント**

●全身的副作用が少ないため、気管
支喘息や心疾患がある患者にも使
用できる。

房水産生抑制作用に加えて経ぶどう膜強膜流出路からの房水流出を改善するとされる。

## レボブノロール塩酸塩　levobunolol hydrochloride

# レボブノロール塩酸塩

**点眼液**
0.5%（5mL）

- 🈷 1回1滴、1日1〜2回
- 🈶 緑内障、高眼圧症
- 🈲 気管支喘息、気管支痙攣、慢性閉塞性肺疾患、心不全、洞性徐脈、房室ブロック（Ⅱ、Ⅲ度）、心原性ショック
- 🈹 結膜充血、しみる、そう痒感　など
- 🈴 遮光、室温
- 🈺 無色〜微橙色澄明

| 規格・容量 | 商品名 | 会社名 | 薬価（/mL） |
|---|---|---|---|
| 0.5%<br>（5mL） | レボブノロール塩酸塩点眼液「ニッテン」 | ロートニッテン | 177.7 |
| | レボブノロール塩酸塩PF点眼液「日点」 | ロートニッテン | 177.7 |

レボブノロール塩酸塩
点眼液「ニッテン」

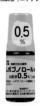

レボブノロール塩酸塩PF
点眼液「日点」

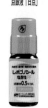

# *ハイパジールコーワ（興和）

**点眼液**
0.25%（5mL）
¥207.0/mL

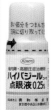

黄緑色

（用）1回1滴、1日2回

（適）緑内障、高眼圧症

（禁）気管支喘息、慢性閉塞性肺疾患、心不全、洞性徐脈、房室ブロック（Ⅱ、Ⅲ度）、心原性ショック

（副）結膜充血、表層角膜炎、角膜びらん、眼瞼発赤・浮腫、刺激症状、かゆみ、頭痛　など

（保）遮光、室温

（色）無色澄明

**処方のポイント**

●無水晶体眼や眼底疾患で長期投与すると黄斑部に浮腫・混濁をきたすことがある。

# *ニプラノール（テイカ）

**点眼液**
0.25%（5mL）
¥150.0/mL

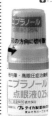

乳白色

（用）1回1滴、1日2回

（適）緑内障、高眼圧症

（禁）気管支喘息、慢性閉塞性肺疾患、心不全、洞性徐脈、房室ブロック（Ⅱ、Ⅲ度）、心原性ショック

（副）結膜充血、表層角膜炎、角膜びらん、眼瞼発赤・浮腫、刺激症状、かゆみ、頭痛　など

（保）遮光、室温

（色）無色澄明

| 規格・容量 | 商品名 | 会社名 | 薬価(/mL) |
|---|---|---|---|
| 0.25%<br>(5mL) | *ハイパジールコーワ点眼液 | 興和 | 207.0 |
| | *ニプラノール点眼液 | テイカ | 150.0 |
| | ニプラジロール点眼液「サワイ」 | 沢井 | 128.1 |
| | ニプラジロール点眼液「ニッテン」 | ロートニッテン | 128.1 |
| | ニプラジロール点眼液「ニットー」 | 日東メディック | 128.1 |
| | ニプラジロール点眼液「わかもと」 | わかもと | 128.1 |
| | ニプラジロールPF点眼液「日点」 | ロートニッテン | 128.1 |

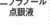

*ハイパジールコーワ
点眼液

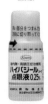

*ニプラノール
点眼液

ニプラジロール
点眼液「サワイ」

ニプラジロール
点眼液「ニッテン」

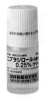

ニプラジロール
点眼液「ニットー」

ニプラジロール
点眼液「わかもと」

ニプラジロールPF
点眼液「日点」

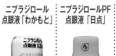

$\boxed{\alpha_2\text{作動薬}}$

　房水産生抑制と経ぶどう膜強膜流出路からの房水流出改善で眼圧下降作用を示す。

## ブリモニジン酒石酸塩　brimonidine tartrate

# *アイファガン（千寿）

**点眼液**
0.1%（5mL）
¥296.1/mL

透明

（用）1回1滴、1日2回
（適）緑内障、高眼圧症
（副）点状角膜炎、結膜炎、眼瞼炎　など
（保）室温
（色）微黄緑～黄緑色澄明

### 処方のポイント

● 全身的に吸収されるため、$\alpha_2$受容体作動薬の全身投与時と同様の副作用（眠気、めまい、徐脈、低血圧など）が現れることがある。

| 規格・容量 | 商品名 | 会社名 | 薬価 (/mL) |
|---|---|---|---|
| 0.1%<br>(5mL) | *アイファガン点眼液 | 千寿 | 296.1 |
| | ブリモニジン酒石酸塩点眼液「NIT」 | 日東メディック | 107.7 |
| | ブリモニジン酒石酸塩点眼液「SEC」 | 参天 | 107.7 |
| | ブリモニジン酒石酸塩点眼液「TS」 | テイカ | 107.7 |
| | ブリモニジン酒石酸塩点眼液「日新」 | 日新 | 120.4 |
| | ブリモニジン酒石酸塩点眼液「日点」 | 日本ジェネリック | 107.7 |
| | ブリモニジン酒石酸塩点眼液「日点」 | フェルゼン | 107.7 |
| | ブリモニジン酒石酸塩点眼液「日点」 | ロートニッテン | 107.7 |
| | ブリモニジン酒石酸塩点眼液「ニットー」 | 日東メディック | 107.7 |
| | ブリモニジン酒石酸塩点眼液「わかもと」 | わかもと | 107.7 |

**\*アイファガン点眼液**

**ブリモニジン酒石酸塩点眼液「NIT」**

**ブリモニジン酒石酸塩点眼液「SEC」**

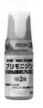

**ブリモニジン酒石酸塩点眼液「TS」**

**ブリモニジン酒石酸塩点眼液「日新」**

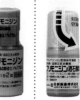

**ブリモニジン酒石酸塩点眼液「日点」**

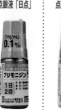

**ブリモニジン酒石酸塩点眼液「日点」**

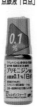

**ブリモニジン酒石酸塩点眼液「日点」**

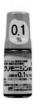

**ブリモニジン酒石酸塩点眼液「ニットー」**

**ブリモニジン酒石酸塩点眼液「わかもと」**

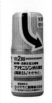

## アプラクロニジン塩酸塩 apraclonidine hydrochloride

# *アイオピジンUD （ノバルティス ファーマ）

**点眼液**
1% (0.1mL)
¥642.1/個

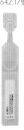

（用）レーザー照射1時間前、照射直後に1滴

（適）アルゴンレーザー線維柱帯形成術、アルゴンレーザー虹彩切開術、Nd-ヤグレーザー後嚢切開術後に生じる眼圧上昇の防止

（禁）クロニジン過敏症、MAO阻害薬投与中

（副）角膜炎・角膜びらんなどの角膜障害、頭痛　など

（保）遮光、室温

（色）無色～微黄色澄明

**処方のポイント**

● レーザー手術後の一過性の眼圧上昇防止を目的として使用される薬剤のため、治療目的では使用しない。

房水産生を抑制して眼圧を低下させる。全身的副作用が少ない。
角膜内皮細胞が少ない患者には投与を注意する。

## ドルゾラミド塩酸塩 dorzolamide hydrochloride

# *トルソプト（参天）

| 点眼液 | 点眼液 |
|---|---|
| 0.5% (5mL) | 1% (5mL) |
| ¥129.4/mL | ¥169.8/mL |

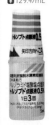

| 透明 | 透明 |
|---|---|

**用** 1回1滴、1日3回

**適** 緑内障、高眼圧症

**禁** 重篤な腎障害

**副** しみる、流涙、疼痛、異物感、そう痒感などの刺激症状　など

**保** 室温

**色** 無色澄明、わずかに粘稠性

### 処方のポイント

- 点眼時に一時的な刺激感を感じることがある。

## ブリンゾラミド brinzolamide

# *エイゾプト（ノバルティス ファーマ）

**懸濁性点眼液**
1%（5mL）
¥201.5/mL

半透明

**用** 1回1滴、1日2回
効果不十分なときは1日3回点眼できる。

**適** 緑内障、高眼圧症

**禁** 重篤な腎障害

**副** 味覚異常（苦味など）、霧視、眼瞼炎、
異物感、結膜充血、刺激感　など

**保** 室温

**色** 白色～微黄白色、懸濁性

**処方のポイント**

● 点眼後に一時的に目がかすむことがある。

| 規格・容量 | 商品名 | 会社名 | 薬価 (/mL) |
|---|---|---|---|
| 1%<br>（5mL） | *エイゾプト懸濁性点眼液 | ノバルティス ファーマ | 201.5 |
| | ブリンゾラミド懸濁性点眼液「サンド」 | サンド | 104.0 |
| | ブリンゾラミド懸濁性点眼液「センジュ」 | 千寿 | 104.0 |
| | ブリンゾラミド懸濁性点眼液「ニットー」 | 日東メディック | 104.0 |

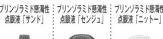

*エイゾプト懸濁性点眼液　ブリンゾラミド懸濁性点眼液「サンド」　ブリンゾラミド懸濁性点眼液「センジュ」　ブリンゾラミド懸濁性点眼液「ニットー」

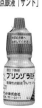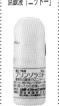

線維柱帯細胞において、BKチャネルを活性化（開口）させて、線維柱帯の流出抵抗が下がり、眼圧降下するとされている。

## イソプロピルウノプロストン isopropyl unoprostone

### *レスキュラ （日東メディック）

**点眼液**
0.12% (5mL)
¥205.8/mL

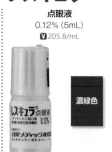

濃緑色

🈟 1回1滴、1日2回
🈴 緑内障、高眼圧症
🈺 結膜充血、眼脂、角膜炎、角膜びらん、眼瞼発赤、眼瞼炎、一過性眼刺激、眼痛、かゆみ、頭痛　など
🈺 遮光、室温
🈺 無色澄明

#### 処方のポイント

● 投与中に角膜障害が現れることがあるので、霧視、異物感、眼痛などの自覚症状が持続する場合はただちに受診する必要がある。

| 規格・容量 | 商品名 | 会社名 | 薬価 (/mL) |
|---|---|---|---|
| 0.12%<br>(5mL) | *レスキュラ点眼液 | 日東メディック | 205.8 |
| | イソプロピルウノプロストン点眼液「TS」 | テイカ | 124.8 |
| | イソプロピルウノプロストン点眼液「サワイ」 | 沢井 | 124.8 |
| | イソプロピルウノプロストン点眼液「サワイ」 | わかもと | 124.8 |

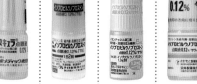

*レスキュラ
点眼液　　イソプロピルウノプロストン点眼液「TS」　　イソプロピルウノプロストン点眼液「サワイ」　　イソプロピルウノプロストン点眼液「サワイ」

| FP受容体作動薬 |

　房水流出路を改善して眼圧を下降させるプロスト系は、1日中眼圧下降が持続する。non-responderという眼圧がほとんど下降しない症例があるが、あるプロスト系で眼圧低下がみられなくても、他のプロスト系で効果のあることがある。

## ラタノプロスト latanoprost

# *キサラタン（ヴィアトリス）

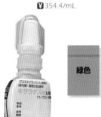

**点眼液**
0.005% (2.5mL)
¥354.4/mL

緑色

用 1回1滴、1日1回

適 緑内障、高眼圧症

副 結膜充血、眼瞼色素沈着、虹彩色素沈着、角膜上皮障害、眼瞼炎、眼瞼溝深化、刺激感、眼痛、霧視　など

保 遮光、2〜8℃

色 無色澄明

**処方のポイント**

● プロスタグランジン系点眼液の中で最も古くから使用されている。

| 規格・容量 | 商品名 | 会社名 | 薬価 (/mL) |
|---|---|---|---|
| 0.005%<br>(2.5mL) | *キサラタン点眼液 | ヴィアトリス | 354.4 |
| | ラタノプロスト点眼液「CH」 | 日本ジェネリック | 170.4 |
| | ラタノプロスト点眼液「NP」 | わかもと | 170.4 |
| | ラタノプロスト点眼液「NS」 | 日新 | 170.4 |
| | ラタノプロスト点眼液「SEC」 | 参天 | 170.4 |
| | ラタノプロスト点眼液「TOA」 | 日東メディック | 170.4 |
| | ラタノプロスト点眼液「TS」 | アルフレッサ ファーマ | 170.4 |
| | ラタノプロスト点眼液「TS」 | テイカ | 170.4 |
| | ラタノプロスト点眼液「科研」 | 科研 | 170.4 |
| | ラタノプロスト点眼液「キッセイ」 | キッセイ薬品 | 170.4 |
| | ラタノプロスト点眼液「杏林」 | キョーリンリメディオ | 170.4 |
| | ラタノプロスト点眼液「ケミファ」 | 日本ケミファ | 232.1 |
| | ラタノプロスト点眼液「サワイ」 | 沢井 | 170.4 |
| | ラタノプロスト点眼液「サンド」 | サンド | 170.4 |
| | ラタノプロスト点眼液「三和」 | 三和化学 | 170.4 |
| | ラタノプロスト点眼液「センジュ」 | 千寿 | 170.4 |

| 規格・容量 | 商品名 | 会社名 | 薬価(/mL) |
|---|---|---|---|
| 0.005%<br>(2.5mL) | ラタノプロスト点眼液「トーワ」 | 東和薬品 | 170.4 |
| | ラタノプロスト点眼液「ニッテン」 | フェルゼン | 170.4 |
| | ラタノプロスト点眼液「ニッテン」 | ロートニッテン | 170.4 |
| | ラタノプロスト点眼液「ニットー」 | 日東メディック | 170.4 |
| | ラタノプロスト点眼液「わかもと」 | わかもと | 170.4 |
| | ラタノプロストPF点眼液「日点」 | ロートニッテン | 170.4 |

*キサラタン<br>点眼液
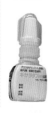

ラタノプロスト<br>点眼液「CH」

ラタノプロスト<br>点眼液「NP」
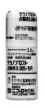

ラタノプロスト<br>点眼液「NS」

ラタノプロスト<br>点眼液「SEC」
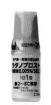

ラタノプロスト<br>点眼液「TOA」
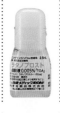

ラタノプロスト<br>点眼液「TS」
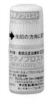

ラタノプロスト<br>点眼液「TS」
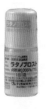

ラタノプロスト<br>点眼液「科研」
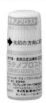

ラタノプロスト<br>点眼液「キッセイ」
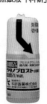

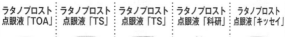

ラタノプロスト<br>点眼液「杏林」
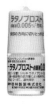

ラタノプロスト<br>点眼液「ケミファ」

ラタノプロスト<br>点眼液「サワイ」
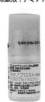

ラタノプロスト<br>点眼液「サンド」

ラタノプロスト<br>点眼液「三和」
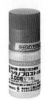

ラタノプロスト
点眼液「センジュ」

ラタノプロスト
点眼液「トーワ」

ラタノプロスト
点眼液「ニッテン」

ラタノプロスト
点眼液「ニッテン」

ラタノプロスト
点眼液「ニットー」

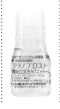

ラタノプロスト
点眼液「わかもと」

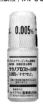

ラタノプロストPF
点眼液「日点」

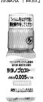

---

**トラボプロスト** travoprost

## \*トラバタンズ（ノバルティス ファーマ）

半透明

**点眼液**
0.004%（2.5mL）
¥459.2/mL

用 1回1滴、1日1回

適 緑内障、高眼圧症

副 結膜充血、眼瞼色素沈着、眼のそう痒感、
眼周囲の多毛化、虹彩色素沈着 など

保 1～25℃

色 無色～淡黄色澄明

**処方のポイント**

●防腐剤としてベンザルコニウム塩
化物が使用されていない。

| 規格・容量 | 商品名 | 会社名 | 薬価 (/mL) |
|---|---|---|---|
| 0.004%<br>(2.5mL) | *トラバタンズ点眼液 | ノバルティス ファーマ | 459.2 |
| | トラボプロスト点眼液「ニットー」 | 日東メディック | 254.3 |

*トラバタンズ
点眼液

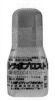
トラボプロスト
点眼液「ニットー」

## タフルプロスト tafluprost

# *タプロス (参天)

点眼液
0.0015%
(2.5mL)
¥599.0/mL

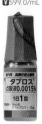

透明

ミニ点眼液
0.0015%
(0.3mL)
¥60.2/個

透明

🔵用 1回1滴、1日1回

🔵適 緑内障、高眼圧症

🔵禁 オミデネパグ イソプロピル投与中

🔵副 虹彩色素沈着、結膜充血、睫毛の異常、
そう痒感、刺激感、異物感、上眼瞼溝
深化　など

🔵保 点眼液…室温
ミニ点眼液…遮光、2〜8℃

🔵色 無色澄明

### 処方のポイント

● 国産初のプロスタグランジン系点
眼液。

● タプロスミニは1回使いきりタイ
プで防腐剤を含んでいない。

| 規格・容量 | 商品名 | 会社名 | 薬価 (/mL) |
|---|---|---|---|
| 0.0015%<br>(2.5mL) | *タプロス点眼液 | 参天 | 599.0 |
| | タフルプロスト点眼液「NIT」 | 日東メディック | 308.0 |

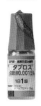
*タプロス
点眼液

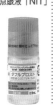
タフルプロスト
点眼液「NIT」

## ビマトプロスト bimatoprost

# *ルミガン (千寿)

**点眼液**
0.03% (2.5mL)
¥538.4/mL

透明

用 1回1滴、1日1回

適 緑内障、高眼圧症

副 虹彩色素沈着、結膜充血、眼そう痒症、眼瞼色素沈着、角膜びらん、睫毛の異常、眼瞼の多毛症、眼瞼障害 など

保 室温

色 無色澄明

**処方のポイント**

● ほかのプロスタグランジン系点眼液より眼圧下降作用がやや強く、副作用も多いとされる。

| 規格・容量 | 商品名 | 会社名 | 薬価 (/mL) |
|---|---|---|---|
| 0.03%<br>(2.5mL) | *ルミガン点眼液 | 千寿 | 538.4 |
| | ビマトプロスト点眼液「SEC」 | 参天 | 168.2 |
| | ビマトプロスト点眼液「TS」 | テイカ | 168.2 |
| | ビマトプロスト点眼液「日新」 | 日新 | 214.4 |
| | ビマトプロスト点眼液「日新」 | 日本ジェネリック | 214.4 |
| | ビマトプロスト点眼液「ニットー」 | 日東メディック | 168.2 |
| | ビマトプロスト点眼液「日点」 | ロートニッテン | 155.2 |
| | ビマトプロスト点眼液「わかもと」 | わかもと | 155.2 |

**\*ルミガン点眼液**

**ビマトプロスト点眼液「SEC」**

**ビマトプロスト点眼液「TS」**

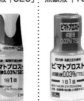

**ビマトプロスト点眼液「日新」**

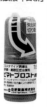

**ビマトプロスト点眼液「日新」**

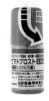

**ビマトプロスト点眼液「ニットー」**

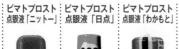

**ビマトプロスト点眼液「日点」**

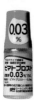

**ビマトプロスト点眼液「わかもと」**

選択的EP₂受容体作動薬

選択的にEP₂受容体を刺激し、線維柱帯流出路とぶどう膜強膜流出路からの房水流出促進により眼圧低下を示す。

## オミデネパグ イソプロピル omidenepag isopropyl

# *エイベリス（参天）

| 点眼液 | ミニ点眼液 |
|---|---|
| 0.002% | 0.002% |
| (2.5mL) | (0.3mL) |
| ¥831.1/mL | ¥82.6/個 |

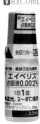 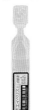

透明 透明

用 1回1滴、1日1回

適 緑内障、高眼圧症

副 結膜充血、眼痛、羞明　など

保 遮光、2〜8℃

色 無色澄明

**処方のポイント**

● タフルプロスト（タプロス、タプコム）との併用が禁忌とされている。

線維柱帯におけるRhoキナーゼを阻害して平滑筋を弛緩させることで、線維柱帯・シュレム管を介した主経路からの房水流出促進により眼圧下降作用を示す。

## リパスジル塩酸塩水和物 ripasudil hydrochloride hydrate

# *グラナテック（興和）

**点眼液**
0.4%（5mL）
¥449.4/mL

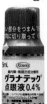

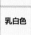
乳白色

用 1回1滴、1日2回
適 緑内障、高眼圧症
副 結膜充血、結膜炎、眼瞼炎
保 室温
色 無色～淡黄色澄明

### 処方のポイント

● 房水流出の主経路に働く点眼薬。

● 点眼直後に充血するが1～2時間で消失する。

## 1. プロスタグランジン関連薬＋β遮断薬

ラタノプロスト・チモロールマレイン酸塩配合 latanoprost + timolol maleate

# *ザラカム（ヴィアトリス）

**配合点眼液**
2.5mL
¥661.3/mL

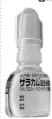

白

**用** 1回1滴、1日1回

**適** 緑内障、高眼圧症

**禁** 気管支喘息、慢性閉塞性肺疾患、心不全、洞性徐脈、房室ブロック（Ⅱ、Ⅲ度）、心原性ショック

**副** 眼刺激、角膜障害、眼瞼炎、虹彩色素沈着、結膜充血、視力低下 など

**保** 遮光、2〜8℃

**色** 無色澄明

### 処方のポイント

● キサラタンと0.5%チモプトール（2回中1回分）の効果。

| 規格・容量 | 商品名 | 会社名 | 薬価（/mL） |
|---|---|---|---|
| 2.5mL | *ザラカム配合点眼液 | ヴィアトリス | 661.3 |
| | ラタチモ配合点眼液「TS」 | テイカ | 277.7 |
| | ラタチモ配合点眼液「センジュ」 | 千寿 | 277.7 |
| | ラタチモ配合点眼液「ニッテン」 | 日本ジェネリック | 277.7 |
| | ラタチモ配合点眼液「ニッテン」 | ロートニッテン | 277.7 |
| | ラタチモ配合点眼液「ニッテン」 | わかもと | 277.7 |
| | ラタチモ配合点眼液「ニットー」 | 日東メディック | 277.7 |

| | | | | |
|---|---|---|---|---|
| *ザラカム<br>配合点眼液 | ラタチモ<br>配合点眼液「TS」 | ラタチモ<br>配合点眼液「センジュ」 | ラタチモ<br>配合点眼液「ニッテン」 | ラタチモ<br>配合点眼液「ニッテン」 |
| 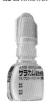 | 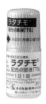 | 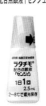 | 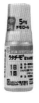 | 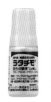 |

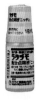
ラタチモ
配合点眼液「ニッテン」

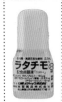
ラタチモ
配合点眼液「ニットー」

---

**トラボプロスト・チモロールマレイン酸塩配合** travoprost + timolol maleate

# *デュオトラバ （ノバルティス ファーマ）

**配合点眼液**
2.5mL
¥677.1/mL

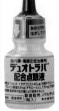

半透明

- 用 1回1滴、1日1回
- 適 緑内障、高眼圧症
- 禁 気管支喘息、慢性閉塞性肺疾患、心不全、洞性徐脈、房室ブロック（II、III度）、心原性ショック
- 副 虹彩色素沈着、充血、そう痒感、刺激感、眼痛、異物感、睫毛の異常、角膜上皮障害、眼瞼色素沈着　など
- 保 遮光、室温
- 色 無色～淡黄色澄明

### 処方のポイント

- トラバタンズと0.5%チモプトール（2回中1回分）の効果。
- 防腐剤にベンザルコニウム塩化物は使われていない。

| 規格・容量 | 商品名 | 会社名 | 薬価（/mL） |
|---|---|---|---|
| 2.5mL | *デュオトラバ配合点眼液 | ノバルティスファーマ | 677.1 |
| | トラチモ配合点眼液「ニットー」 | 日東メディック | 374.1 |

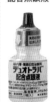

*デュオトラバ
配合点眼液

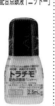

トラチモ
配合点眼液「ニットー」

---

### タフルプロスト・チモロールマレイン酸塩　tafluprost+ timolol maleate

## *タプコム（参天）

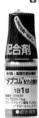

**配合点眼液**
2.5mL
￥708.9/mL

透明

(用) 1回1滴、1日1回

(適) 緑内障、高眼圧症

(禁) 気管支喘息、慢性閉塞性肺疾患、心不全、洞性除脈、房室ブロック（Ⅱ、Ⅲ度）、心原性ショック、オミデネパグ イソプロピル投与中

(副) 睫毛の異常、結膜充血、点状角膜炎等の角膜上皮障害、眼瞼色素沈着、眼刺激、そう痒感、眼瞼炎、乾性角結膜炎　など

(保) 遮光、室温

(色) 無色澄明

**処方のポイント**

● タプロスと0.5%チモプトール
　（2回中1回分）の効果。

| 規格・容量 | 商品名 | 会社名 | 薬価 (/mL) |
|---|---|---|---|
| 2.5mL | *タプコム配合点眼液 | 参天 | 708.9 |
| | タフチモ配合点眼液「NIT」 | 日東メディック | 373.1 |

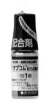

**\*タプコム配合点眼液**

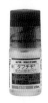

**タフチモ配合点眼液「NIT」**

---

カルテオロール塩酸塩・ラタノプロスト配合　carteolol hydrochloride + latanoprost

# *ミケルナ（大塚）

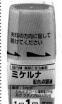

配合点眼液
2.5mL
¥568.8/mL

透明

用 1回1滴、1日1回

適 緑内障、高眼圧症

禁 気管支喘息、慢性閉塞性肺疾患、心不全、洞性徐脈、房室ブロック（Ⅱ、Ⅲ度）、心原性ショック

副 結膜充血、眼刺激、そう痒感、眼痛、霧視、角膜障害、眼の異物感

保 室温

色 無色～微黄色澄明

## 処方のポイント

● カルテオロール塩酸塩の滞留性向上と持続性発揮のためアルギン酸を添加。

● キサラタン+2%ミケランLAの効果。

## 2. 炭酸脱水酵素阻害薬＋β遮断薬

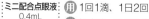

ドルゾラミド塩酸塩・チモロールマレイン酸塩配合 dorzolamide hydrochloride + timolol maleate

# *コソプト （参天）

| 配合点眼液<br>5mL | ミニ配合点眼液<br>0.4mL |
|---|---|
| ¥367.7/mL | ¥43.9/個 |

褐色　　　濃オレンジ

（用）1回1滴、1日2回

（適）緑内障、高眼圧症

（禁）気管支喘息、慢性閉塞性肺疾患、心不全、洞性徐脈、房室ブロック（Ⅱ、Ⅲ度）、心原性ショック、重篤な腎障害

（副）刺激症状、角膜炎、結膜充血、点眼直後の目のかすみ　など

（保）遮光、室温

（色）無色澄明

### 処方のポイント

●0.5%チモプトールと1%トルソプト（3回中2回分）の効果。

●コソプトミニは1回使いきりタイプで防腐剤を含んでいない。

| 規格・容量 | 商品名 | 会社名 | 薬価 (/mL) |
|---|---|---|---|
| 5mL | *コソプト配合点眼液 | 参天 | 367.7 |
| | ドルモロール配合点眼液「TS」 | テイカ | 124.9 |
| | ドルモロール配合点眼液「センジュ」 | 千寿 | 124.9 |
| | ドルモロール配合点眼液「日点」 | 日本ジェネリック | 124.9 |
| | ドルモロール配合点眼液「日点」 | フェルゼン | 124.9 |
| | ドルモロール配合点眼液「日点」 | ロートニッテン | 124.9 |
| | ドルモロール配合点眼液「ニットー」 | 日東メディック | 124.9 |
| | ドルモロール配合点眼液「わかもと」 | わかもと | 124.9 |

**\*コソプト配合点眼液**

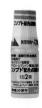

**ドルモロール配合点眼液「TS」**

**ドルモロール配合点眼液「センジュ」**

**ドルモロール配合点眼液「日点」**

**ドルモロール配合点眼液「日点」**

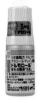

**ドルモロール配合点眼液「日点」**

**ドルモロール配合点眼液「ニットー」**

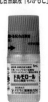

**ドルモロール配合点眼液「わかもと」**

ブリンゾラミド・チモロールマレイン酸塩配合 brinzolamide + timolol maleate

# *アゾルガ（ノバルティス ファーマ）

**配合懸濁性点眼液**
5mL
¥273.6/mL

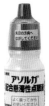

半透明

（用）1回1滴、1日2回
（適）緑内障、高眼圧症
（禁）気管支喘息、慢性閉塞性肺疾患、心不全、洞性除脈、房室ブロック（Ⅱ、Ⅲ度）、心原性ショック、重篤な腎障害
（副）味覚異常、眼刺激感、点状角膜炎　など
（保）遮光、室温
（色）白色〜微黄白色、懸濁性

**処方のポイント**
- 0.5%チモプトールとエイゾプトの効果。
- 点眼後に一時的に目がかすむことがある。

## 3. α₂作動薬＋β遮断薬

ブリモニジン酒石酸塩・チモロールマレイン酸塩 brimonidine tartrate+ timolol maleate

# *アイベータ（千寿）

**配合点眼液**
5mL
¥403.4/mL

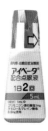

透明

（用）1回1滴、1日2回
（適）緑内障、高眼圧症
（副）点状角膜炎、結膜充血、眼刺激、眼部不快感、角膜びらん　など
（保）室温
（色）淡緑黄色〜緑黄色澄明

**処方のポイント**
- アイファガンと0.5%チモプトールの効果。
- 点眼後、一時的に眠気、めまいや目がかすむことがある。

## 4. α₂作動薬＋炭酸脱水酵素阻害薬

ブリモニジン酒石酸塩・ブリンゾラミド brimonidine tartrate+ brinzolamide

# *アイラミド （千寿）

**配合懸濁性点眼液**
5mL
¥441.7/mLL

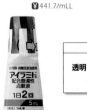

透明

用 1回1滴、1日2回

適 緑内障、高眼圧症

副 霧視、眼刺激、点状角膜炎、結膜炎など

保 室温

色 白色～微黄白色、懸濁性

**処方のポイント**
- アイファガンとエイゾプトの効果。
- 点眼後、一時的に眠気、めまいや目がかすむことがある。

## 5. Rhoキナーゼ阻害薬＋α₂作動薬

リバスジル塩酸塩水和物・ブリモニジン酒石酸塩 ripasudil hydrochloride hydrate+ brimonidine tartrate

# *グラアルファ （興和）

**配合点眼液**
5mL
¥505.4/mL

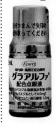

乳白色

用 1回1滴、1日2回

適 緑内障、高眼圧症

禁 低出生体重児、新生児、乳児又は2歳未満の幼児

副 結膜充血 、結膜炎、眼瞼炎、眼刺激

保 室温

色 微黄緑色橙明

**処方のポイント**
- グラナテックとアイファガンの効果。
- 点眼後、一時的に眠気、めまいや目がかすむことがある。

副交感神経作動薬

ピロカルピン塩酸塩　pilocarpine hydrochloride

# *サンピロ (参天)

点眼液

| 0.5% (5mL)<br>¥99.3/瓶 | 1% (5mL)<br>¥107.8/瓶 | 2% (5mL)<br>¥121.6/瓶 | 3% (5mL)<br>¥134.3/瓶 | 4% (5mL)<br>¥141.8/瓶 |
|---|---|---|---|---|
|  | 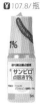 | 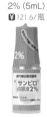 | 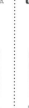 | 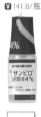 |
| 透明 | 透明 | 透明 | 透明 | 透明 |

(用) 1回1〜2滴、1日3〜5回

(適) 緑内障、診断または治療を
目的とする縮瞳

(禁) 虹彩炎の患者

(副) 眼瞼炎、そう痒感、霧視、暗
黒感、眼類天疱瘡　など

(保) 室温

(色) 無色澄明

**処方のポイント**

●気管支喘息の患者では喘息発作を
強めるおそれがある。

●縮瞳（暗黒感）または調節けいれ
んが起こるので自動車の運転など
に注意する。

## ジスチグミン臭化物 distigmine bromide

# *ウブレチド（鳥居薬品）

| 点眼液 | 点眼液 |
|---|---|
| 0.5% (5mL) | 1% (5mL) |
| ¥125.8/mL | ¥164.0/mL |

 水色
 水色

🈺 1回1滴、1日1〜2回

🈺 0.5%…緑内障

1%…緑内障、調節性内斜視、
重症筋無力症（眼筋型）

🈺 流涙、結膜炎、結膜充血、（長期）小児
に虹彩嚢腫

🈺 室温

🈺 無色澄明

### 処方のポイント

● 閉塞隅角緑内障、気管支喘息、消
化器の機能亢進状態、胃・十二指
腸潰瘍、徐脈・心臓障害、てんか
ん、パーキンソン病の患者には慎
重投与。

# 7 散瞳・調節麻痺薬

## 作用機序

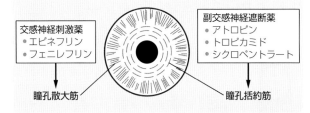

交感神経刺激薬
- エピネフリン
- フェニレフリン

瞳孔散大筋

副交感神経遮断薬
- アトロピン
- トロピカミド
- シクロペントラート

瞳孔括約筋

## 種類

| 一般名 | 主な商品名 | 散瞳 | 調節麻痺 |
|---|---|---|---|
| フェニレフリン塩酸塩 | ネオシネジンコーワ | ○ | |
| アトロピン硫酸塩水和物 | 日点アトロピン、リュウアト | ○ | ○ |
| トロピカミド | ミドリンM | ○ | △ |
| トロピカミド・フェニレフリン塩酸塩配合 | ミドリンP | ○ | △ |
| シクロペントラート塩酸塩 | サイプレジン | △ | ○ |

## フェニレフリン塩酸塩 phenylephrine hydrochloride

# *ネオシネジンコーワ（興和）

**点眼液**
5%（10mL）
¥39.5/mL

用 1回1～2滴、1日1回

適 診断または治療を目的とする散瞳

副 接触皮膚炎、結膜炎、充血、角膜上皮障害、眼圧上昇、血圧上昇　など

保 遮光、室温

色 無色澄明

**処方のポイント**

● 散瞳効果は中等度。

# 日点アトロピン （ロートニッテン）

**点眼液**
1% (5mL)
¥296.6/瓶

乳白色

（用）1回1～2滴、1日1～3回

（適）診断または治療を目的とする散瞳と調節麻痺

（副）アレルギー性結膜炎、悪心・嘔吐、口渇、血圧上昇、心悸亢進、顔面潮紅など

（保）遮光、室温

（色）無色澄明

### 処方のポイント

● 散瞳は約40分で最大、作用は7～10日持続する。

● 調節麻痺作用は散瞳にやや遅れて発現し、3～5日持続する。

● とくに小児の屈折異常の診断で使用する。

# リュウアト （参天）

**眼軟膏**
1% (3.5g)
¥161.7/g

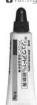

（用）結膜嚢に1日1～3回

（適）診断または治療を目的とする散瞳と調節麻痺

（副）アレルギー性結膜炎、悪心・嘔吐、口渇、血圧上昇、心悸亢進、顔面潮紅など

（保）室温

（色）白色～微黄色

## トロピカミド tropicamide

# *ミドリンM（参天）

**点眼液**
0.4%（5mL）
¥17.9/mL

透明

🅐 散瞳…1回1〜2滴、1日1回
　　調節麻痺…1回1滴を3〜5分おきに2〜3回

🅐 診断または治療を目的とする散瞳と調節麻痺

🅐 眼瞼炎、そう痒感、発疹、結膜炎　など

🅐 室温

🅐 無色澄明

**処方のポイント**

● 仮性近視の治療に使用されることが多い。

| 規格・容量 | 商品名 | 会社名 | 薬価（/mL） |
|---|---|---|---|
| 0.4%<br>(5mL) | *ミドリンM点眼液 | 参天 | 17.9 |
| | トロピカミド点眼液「日点」 | ロートニッテン | 17.7 |

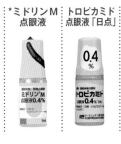

| *ミドリンM<br>点眼液 | トロピカミド<br>点眼液「日点」 |

# トロピカミド・フェニレフリン塩酸塩配合 tropicamide + phenylephrine hydrochloride

## *ミドリンP (参天)

**点眼液**
0.5% (5mL)
¥27.6/mL

**用** 散瞳…1回1～2滴、または1回1滴を3～5分おきに2回

調節麻痺…1回1滴を3～5分おきに2～3回

**適** 診断および治療を目的とする散瞳と調節麻痺

**副** ショック、アナフィラキシー様症状、眼瞼炎、そう痒感、発疹、結膜炎 など

**保** 室温

**色** 無色～微黄色澄明

### 処方のポイント

● 0.5%トロピカミドと0.5%フェニレフリンの点眼液。
● 散瞳検査で頻用される。

| 規格・容量 | 商品名 | 会社名 | 薬価 (/mL) |
|---|---|---|---|
| 0.5%<br>(5mL) | *ミドリンP点眼液 | 参天 | 27.6 |
| | オフミック点眼液 | わかもと | 27.6 |
| | サンドールP点眼液 | ロートニッテン | 27.6 |
| | ミドレフリンP点眼液 | 日東メディック | 27.6 |

*ミドリンP
点眼液

オフミック
点眼液

サンドールP
点眼液

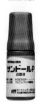

ミドレフリンP
点眼液

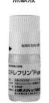

## シクロペントラート塩酸塩 cyclopentolate hydrochloride

# *サイプレジン (参天)

**点眼液**
1%（10mL）
¥71.0/mL

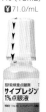

用 1回1滴、1日1回、または1滴点眼後5〜10分おいてさらに1滴

適 診断または治療を目的とする散瞳と調節麻痺

副 過敏症、頻脈、眼圧上昇、口渇、顔面潮紅　など

保 室温

色 無色澄明

### 処方のポイント

● 小児の屈折異常の診断に使用される。

● 眼精疲労の治療薬として希釈液が使用される。

### シアノコバラミン cyanocobalamin

## *サンコバ（参天）

**点眼液**
0.02%（5mL）
¥88.8／瓶

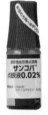

透明

（用）1回1～2滴、1日3～5回
（適）調節性眼精疲労における微動調節の改善
（副）過敏症　など
（保）室温
（色）紅色澄明

**処方のポイント**

● 調節に関わる交感・副交感神経の
不均一を改善する。

| 規格・容量 | 商品名 | 会社名 | 薬価（／瓶） |
|---|---|---|---|
| 0.02%<br>（5mL） | *サンコバ点眼液 | 参天 | 88.8 |
| | シアノコバラミン点眼液「杏林」 | キョーリンリメディオ | 86.4 |
| | シアノコバラミン点眼液「杏林」 | 日本ジェネリック | 86.4 |
| | シアノコバラミン点眼液「センジュ」 | 千寿 | 86.4 |
| | シアノコバラミン点眼液「日点」 | ロートニッテン | 86.4 |
| | シアノコバラミン点眼液「ニットー」 | 日東メディック | 86.4 |

*サンコバ
点眼液

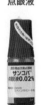

シアノコバラミン
点眼液「杏林」

シアノコバラミン
点眼液「杏林」

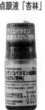

シアノコバラミン
点眼液「センジュ」

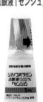

シアノコバラミン
点眼液「日点」

シアノコバラミン
点眼液「ニットー」

ネオスチグミンメチル硫酸塩・無機塩類配合 neostigmine methylsulfate

# *ミオピン（参天）

**点眼液**
5mL
¥86.4/瓶

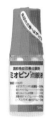

透明

用 1回2～3滴、1日4回
適 調節機能の改善
副 過敏症、一過性の眼圧上昇、調節けいれん　など
保 室温
色 無色澄明

**処方のポイント**

● 狭隅角の患者には、急性緑内障発作を起こすおそれがあり、慎重投与。

| 規格・容量 | 商品名 | 会社名 | 薬価（/瓶） |
|---|---|---|---|
| 5mL | *ミオピン点眼液 | 参天 | 86.4 |
| | マイピリン点眼液 | ロートニッテン | 86.4 |

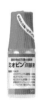

*ミオピン
点眼液

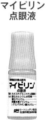

マイピリン
点眼液

### オキシブプロカイン塩酸塩 oxybuprocaine hydrochloride

# *ベノキシール (参天)

**点眼液**
0.4% (5mL)
¥ 25.1/mL

**用** (成人) 1回1〜4滴
**適** 眼科領域における表面麻酔
**禁** 安息香酸エステル過敏症
**副** ショック、アナフィラキシー様症状、
　　角膜びらん、過敏症　など
**保** 室温
**色** 無色〜わずかに黄褐色澄明

**処方のポイント**
● 速効性があり検査や処置などで使
　用する。

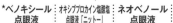

| 規格・容量 | 商品名 | 会社名 | 薬価 (/mL) |
|---|---|---|---|
| 0.4%<br>(5mL) | *ベノキシール点眼液 | 参天 | 25.1 |
| | オキシブプロカイン塩酸塩点眼液「ニットー」 | 日東メディック | 20.9 |
| | ネオベノール点眼液 | ロートニッテン | 20.9 |

*ベノキシール
点眼液

オキシブプロカイン塩酸塩
点眼液「ニットー」

ネオベノール
点眼液

# ˚ラクリミン (参天)

**点眼液**
0.05% (5mL)
¥88.8/瓶

透明

(用) 1回1～2滴、1日2～5回

(適) 分泌性流涙症

(禁) 安息香酸エステル過敏症

(副) 眼のそう痒感、角膜障害、結膜充血、
眼瞼炎　など

(保) 室温

(色) 無色澄明

**処方のポイント**

● 角膜障害などの副作用を起こすこ
とがあるので用法・用量を厳守。

ナファゾリン硝酸塩  naphazoline nitrate

# プリビナ（日新）

**点眼液**
0.5mg/mL (500mL)
¥5.3/mL

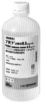

🔵（用）（成人）1回1〜2滴、1日2〜3回
🔵（適）表在性充血（原因療法と併用）
🔵（注）頻回使用で反応性低下、二次的充血
🔵（副）過敏症、散瞳、乾燥感　など
🔵（保）室温
🔵（色）無色澄明

# 市販薬（OTC薬）

項目の見方

商品名＊

一般用医薬品分類（第１類～第３類）

**成**…点眼液の成分

**防**…防腐剤の有無

**収**…血管収縮剤の有無

**特**…そのほかの特記事項など

＊会社名は、製造販売会社あるいは販売会社を記載している。

## OTC薬とは

- 医薬品
  - 医療用医薬品…医師の処方箋が必要な薬
  - 一般用医薬品…医師の処方箋なしに購入できる薬
    - ＝
    - (OTC薬) ※OTCはover the counterの略

- OTC点眼薬
  - ①一般点眼薬
  - ②アレルギー用点眼薬
  - ③抗菌性点眼薬　　　　使用可能な成分とその配合濃度や
  - ④人工涙液　　　　　　使用目的で6つに分類される。
  - ⑤洗眼薬
  - ⑥コンタクトレンズ装着液

## 点眼薬の成分と最大濃度

| 種類 | 目的 | 分類 | 成分 | 最大濃度(%) |
|---|---|---|---|---|
| 一般点眼薬 | 充血 | 充血除去成分 | ●テトラヒドロゾリン塩酸塩<br>●ナファゾリン塩酸塩<br>●エピネフリン<br>●エフェドリン塩酸塩<br>●dl-メチルエフェドリン塩酸塩・硝酸塩<br>●フェニレフリン塩酸塩 | 0.05<br>0.003<br>0.003<br>0.1<br>0.1<br>0.1 |
| | 目の疲れ／目のかすみ | ピント調節機能改善成分 | ●ネオスチグミンメチル硫酸塩 | 0.005 |
| | | ビタミン成分 | ●フラビンアデニンジヌクレオチドナトリウム（活性型ビタミン$B_2$） | 0.05 |
| | | | ●シアノコバラミン（ビタミン$B_{12}$） | 0.02 |
| | | | ●レチノール酢酸パルミチン酸塩（ビタミンA） | 50,000単位/100mL |
| | | | ●ピリドキシン塩酸塩（ビタミン$B_6$）<br>●パンテノール<br>●パントテン酸塩 | 0.1<br>0.1<br>0.1 |
| | | | ●酢酸d-α-トコフェロール（天然型ビタミンE） | 0.05 |
| | | アミノ酸 | ●L-アスパラギン酸カリウム | 1.0 |
| | | | ●アミノエチルスルホン酸（タウリン） | 1.0 |
| | | | ●コンドロイチン硫酸ナトリウム | 0.5 |

| 種類 | 目的 | 分類 | 成分 | 最大濃度(%) |
|---|---|---|---|---|
| 一般点眼薬 | 目のかゆみ | 消炎・収れん成分 | ● ε-アミノカプロン酸<br>● アラントイン<br>● ベルベリン硫酸塩水和物<br>● アズレンスルホン酸ナトリウム<br>● グリチルリチン酸二カリウム<br>● 硫酸亜鉛水和物<br>● リゾチーム塩酸塩 | 5.0<br>0.3<br>0.025<br>0.02<br>0.25<br>0.25<br>0.5 |
| | | NSAIDs | ● プラノプロフェン | 0.05 |
| アレルギー用点眼薬 | | 抗ヒスタミン成分 | ● ジフェンヒドラミン塩酸塩 | 0.05 |
| | | | ● クロルフェニラミンマレイン酸塩 | 0.03 |
| | | 抗アレルギー成分 | ● クロモグリク酸ナトリウム | 1.0 |
| | | | ● ケトチフェンフマル酸塩 | 0.069<br>(ケトチフェン<br>として0.05) |
| 抗菌性点眼薬 | 結膜炎/ものもらい | サルファ剤 | ● スルファメトキサゾール<br>● スルフィソキサゾール<br>(そのナトリウム塩も含む)<br>● スルフィソミジン | 4.0<br>4.0<br><br>5.0 |
| 人工涙液・洗眼薬・コンタクトレンズ装着液など | 目の乾き・コンタクトレンズ装着時不快感 | 無機塩類 | ● 塩化カリウム<br>● 塩化カルシウム<br>● 塩化ナトリウム<br>● 硫酸マグネシウム<br>● リン酸水素ナトリウム<br>● リン酸二水素ナトリウム<br>● リン酸二水素カリウム | |
| | | | ● 炭酸水素ナトリウム<br>● 炭酸ナトリウム | — |
| | | 増粘剤 | ● ヒドロキシエチルセルロース (HEC)<br>● ヒプロメロース (ヒドロキシプロピルメチルセルロース)<br>● ブドウ糖<br>● メチルセルロース<br>● ポリビニルアルコール<br>● ポリビニルピロリドン<br>● ポビドンヒプロメロース | —<br>—<br><br>—<br>—<br>2.0<br>2.5<br>— |

## 成分・添加物について

### ●防腐剤：防

**特徴**

点眼薬中の細菌の繁殖を防ぐために添加される。

**成分例**

ベンザルコニウム塩化物

クロロブタノール、ソルビン酸カリウム

パラベン類（パラオキシ安息香酸～）

クロルヘキシジングルコン酸塩、塩酸ポリヘキサニド（PHMB）、

アルキルジアミノエチルグリシン塩酸塩

塩化ポリドロニウム

┌─ ☆防腐剤フリー ──────────────────

　添加物の中で「防腐剤」目的で配合している成分がないということを示す。たとえ防腐効果があっても、ほかの目的で配合しているものは防腐剤にあたらない。ホウ酸やエデト酸も弱い防腐効果があるが、これらは「緩衝剤」や「安定化剤」として配合されているので、これらが配合されていても「防腐剤無配合」となる。

└──────────────────────────

### ●血管収縮剤：収

**特徴**

血管を収縮させて、目の充血をとる。

見た目には赤みがとれるが、根本的な解決にはならない。

眼圧を上げることもあり、とくに緑内障の場合は避けたほうがよい。

**成分例**

テトラヒドロゾリン塩酸塩

ナファゾリン塩酸塩

フェニレフリン塩酸塩

※テトラヒドロゾリン塩酸塩は、ナファゾリン塩酸塩より血管のリバウンドが少ないので配合されることが多い。

# 1 人工涙液

涙液に近い性質を持った点眼液。防腐剤や血管収縮剤、清涼化剤が無添加のもの。

## ソフトサンティア（参天）［第3類］

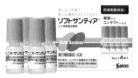

（5mL×4本）

**成** 塩化ナトリウム…0.4%
塩化カリウム…0.1%

**防** なし

**収** なし

**特** 開封後は10日以内に使う。
ネオスチグミンメチル硫酸塩とビタミンB₁₂を配合した「ソフトサンティア ひとみストレッチ」（p.124）もある。

## ロートソフトワン点眼液（ロート）［第3類］

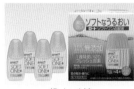

（5mL×4本）

**成** 塩化ナトリウム…0.4%
塩化カリウム…0.1%

**防** なし

**収** なし

**特** 開封後は10日以内に使う。
フリーアングルノズルで、自由な角度で点眼できる。

主としてコンタクトレンズ装着時に使用できる点眼薬。

---

### アイリス CL-I ネオ（大正製薬）[第3類]

（0.4mL×30本）

**成** タウリン…1%
塩化ナトリウム…0.56%
塩化カリウム…0.113%

**防** なし

**収** なし

**特** 1回使い切りタイプ。

---

### アイリス CL-I プレミアム うるおいケア（大正製薬）[第3類]

（0.4mL×30本）

**成** ヒプロメロース…0.25%
コンドロイチン硫酸エステルナトリウム…0.5%
L-アスパラギン酸カリウム…0.5%
タウリン…0.5%
塩化カリウム…0.103%
塩化ナトリウム…0.51%

**防** なし

**収** なし

**特** 1回使い切りタイプ。

---

### サンテFX コンタクト（参天）[第3類]

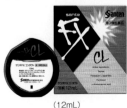

（12mL）

**成** タウリン…1.0%
L-アスパラギン酸カリウム…1.0%
パンテノール…0.1%
イプシロン-アミノカプロン酸…1.0%

**防** クロロブタノール
クロルヘキシジングルコン酸塩液

**収** なし

---

## サンテ PC コンタクト（参天）［第3類］

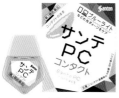

（12mL）

**成** ビタミンB$_6$（ピリドキシン塩酸塩）…0.1%
ネオスチグミンメチル硫酸塩…0.005%
フラビンアデニンジヌクレオチドナトリウム（活性型ビタミンB$_2$）…0.05%
イプシロン-アミノカプロン酸…1%

**防** ソルビン酸

**収** なし

---

## サンテ ボーティエ コンタクト（参天）［第3類］

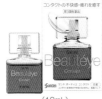

（12mL）

**成** ビタミンB$_6$（ピリドキシン塩酸塩）…0.1%
ビタミンB$_{12}$（シアノコバラミン）…0.02%
ネオスチグミンメチル硫酸塩…0.005%

**防** なし

**収** なし

---

## スマイルコンタクト クールフレッシュ（ライオン）［第3類］

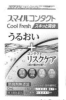

（12mL）

**成** コンドロイチン硫酸エステルナトリウム…0.25%
タウリン…0.2%
L-アスパラギン酸カリウム…0.1%
塩化ナトリウム…0.2%
ポビドン…0.25%

**防** なし

**収** なし

**特** 添加物にdl-カンフル

## スマイルコンタクト ピュア（ライオン）第3類

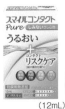

（12mL）

**成** コンドロイチン硫酸エステルナトリウム…0.25%
タウリン…1%
L-アスパラギン酸カリウム…0.5%
塩化ナトリウム…0.3%

**防** なし

**収** なし

## スマイルコンタクト クールブラック（ライオン）第3類

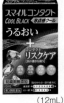

（12mL）

**成** コンドロイチン硫酸エステルナトリウム…0.25%
タウリン…0.2%
L-アスパラギン酸カリウム…0.1%
塩化ナトリウム…0.2%
ポビドン…0.25%

**防** なし

**収** なし

**特** 添加物にd-カンフル

## スマイルコンタクトEX ドライテクト（ライオン）第3類

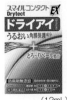

（12mL）

**成** ヒプロメロース…0.3%
コンドロイチン硫酸エステルナトリウム…0.5%
塩化カリウム…0.05%
塩化ナトリウム…0.3%

**防** なし

**収** なし

## スマイルコンタクトEX AL-Wクール （ライオン）〔第3類〕

（12mL）

成 グリチルリチン酸二カリウム…0.125%
クロルフェニラミンマレイン酸塩…0.03%
コンドロイチン硫酸エステルナト
リウム…0.5%
ピリドキシン塩酸塩…0.01%
L-アスパラギン酸カリウム…0.2%

防 なし

収 なし

## スマイルコンタクトEX AL-Wマイルド （ライオン）〔第3類〕

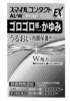

（12mL）

成 グリチルリチン酸二カリウム…0.125%
クロルフェニラミンマレイン酸塩…0.03%
コンドロイチン硫酸エステルナト
リウム…0.5%
ピリドキシン塩酸塩…0.01%
L-アスパラギン酸カリウム…0.2%

防 なし

収 なし

## スマイルザメディカルA DX コンタクト （ライオン）〔第3類〕

（15mL）

成 レチノールパルミチン酸エステル（ビ
タミンA）…50,000単位/100mL
酢酸d-α-トコフェロール（天然
型ビタミンE）…0.05%
コンドロイチン硫酸エステルナトリウム…0.05%

防 なし

収 なし

## スマイルホワイティエ コンタクト（ライオン）[第3類]

成 グリチルリチン酸ニカリウム…0.125%
クロルフェニラミンマレイン酸塩…0.03%
コンドロイチン硫酸エステルナトリウム…0.5%
ピリドキシン塩酸塩（ビタミンB6）…0.01%
L-アスパラギン酸カリウム…0.2%

防 なし
収 なし

（15mL）

## ソフトサンティア ひとみストレッチ（参天）[第3類]

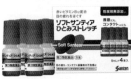

成 ビタミンB12（シアノコバラミン）…0.02%
ネオスチグミンメチル硫酸塩…0.005%
ビタミンB6（ピリドキシン塩酸塩）…0.1%

防 なし
収 なし

（5mL×4本）

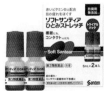

（5mL×2本）

## ティアーレ コンタクト リペアモイスト（オフテクス）[第3類]

成 塩化ナトリウム…0.65%
塩化カリウム…0.13%
ヒプロメロース…0.2%

防 なし
収 なし

（0.5mL×30本）

## ティアーレ コンタクト アルショット（オフテクス）[第3類]

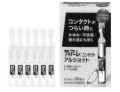

（0.5mL ×30本）

成 クロルフェニラミンマレイン酸塩
…0.03 %
ピリドキシン塩酸塩（ビタミンB$_6$）
…0.01%

防 なし

収 なし

特 1回使い切りタイプ

## なみだロート ドライアイコンタクトa（ロート）[第3類]

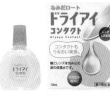

（13mL）

成 コンドロイチン硫酸エステルナト
リウム…0.5%
ヒプロメロース…0.4%
ブドウ糖…0.03%
塩化カリウム…0.028%
塩化ナトリウム…0.35%
炭酸水素ナトリウム…0.05%

防 塩酸ポリヘキサニド

収 なし

## New マイティア CL アイスクラッシュ（千寿）[第3類]

（15mL）

成 塩化ナトリウム…0.55%
塩化カリウム…0.15%
コンドロイチン硫酸エステルナト
リウム…0.05%
ブドウ糖…0.005%

防 なし

収 なし

特 清涼感がとても強い。

## New マイティア CL アイスリフレッシュ (千寿) 第3類

(15mL)

🈘 L-アスパラギン酸カリウム…0.1%
塩化ナトリウム…0.1%
塩化カリウム…0.1%
🈯 クロロブタノール
🈴 なし

---

## New マイティア CL-s (千寿) 第3類

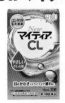

(15mL)

🈘 塩化ナトリウム…0.55%
塩化カリウム…0.15%
ブドウ糖…0.005%
タウリン…0.1%
🈯 アルキルジアミノエチルグリシン
塩酸塩
🈴 なし
🈵 清涼感はない。

---

## New マイティア CL クール-s (千寿) 第3類

(15mL)

🈘 塩化ナトリウム…0.55%
塩化カリウム…0.15%
ブドウ糖…0.005%
タウリン…0.1%
🈯 アルキルジアミノエチルグリシン
塩酸塩
🈴 なし
🈵 ひんやり清涼感がある。

# New マイティア CL クール Hi-s （千寿） [第3類]

(15mL)

**成** 塩化ナトリウム…0.55%
塩化カリウム…0.15%
ブドウ糖…0.005%
タウリン…0.1%

**防** アルキルジアミノエチルグリシン
塩酸塩

**収** なし

**特** 強いクールな清涼感がある。

# New マイティア CL-W ケア （千寿） [第3類]

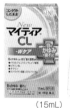

(15mL)

**成** クロルフェニラミンマレイン酸塩…0.03%
ピリドキシン塩酸塩（ビタミン$B_6$）…0.01%
タウリン…0.1%
コンドロイチン硫酸エステルナト
リウム…0.5%

**防** クロロブタノール

**収** なし

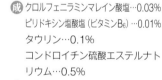

# New マイティア CL ビタクリアクール （千寿） [第3類]

(15mL)

**成** ピリドキシン塩酸塩（ビタミン$B_6$）…0.1%
シアノコバラミン（ビタミン$B_{12}$）…0.02%
ネオスチグミンメチル硫酸塩…0.005%

**防** クロロブタノール

**収** なし

## ノアールCL (佐藤) 第3類

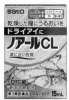

(15mL)

成 塩化ナトリウム…0.7%
塩化カリウム…0.095%

防 なし

収 なし

## ロートアイストレッチコンタクト (ロート) 第3類

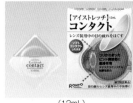

(12mL)

成 ネオスチグミンメチル硫酸塩…0.005%
コンドロイチン硫酸エステルナトリウム…0.5%
クロルフェニラミンマレイン酸塩…0.01%
ピリドキシン塩酸塩…0.01%

防 なし

収 なし

特 ソフトコンタクトレンズ装着中も点眼できる。ただし、カラーコンタクトレンズ装着時は不可。

## ロートCキューブa (ロート) 第3類

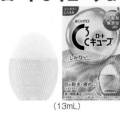

(13mL)

成 塩化カリウム…0.03%
塩化ナトリウム…0.49%
塩化カルシウム水和物…0.01%
タウリン…0.2%

防 なし

収 なし

## ロートＣキューブアイスクールa （ロート）〔第3類〕

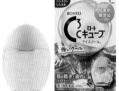

（13mL）

**成** 塩化カリウム…0.03%
塩化ナトリウム…0.49%
塩化カルシウム水和物…0.01%
タウリン…0.2%

**防** なし

**収** なし

## ロートＣキューブクールa （ロート）〔第3類〕

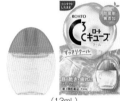

（13mL）

**成** 塩化カリウム…0.03%
塩化ナトリウム…0.49%
塩化カルシウム水和物…0.01%
タウリン…0.2%

**防** なし

**収** なし

## ロートＣキューブプレミアムアイススパーク （ロート）〔第3類〕

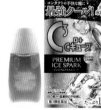

（18mL）

**成** コンドロイチン硫酸エステルナトリウム…0.5%
塩化カリウム…0.15%
塩化ナトリウム…0.4%
ヒプロメロース…0.25%
ブドウ糖…0.09%

**防** 塩酸ポリヘキサニド

**収** なし

## ロートＣキューブプレミアムクリア (ロート) 第3類

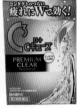

(18mL)

**成** ネオスチグミンメチル硫酸塩…0.005%
レチノールパルミチン酸エステル（ビタミンA）…30,000単位/100mL
酢酸d-α-トコフェロール（天然型ビタミンE）…0.05%
タウリン…1%
コンドロイチン硫酸エステルナトリウム…0.1%

**防** 塩酸ポリヘキサニド

**収** なし

## ロートＣキューブプレミアムフィット (ロート) 第3類

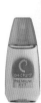
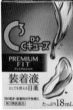

(18mL)

**成** 塩化カリウム…0.08%
塩化ナトリウム…0.44%
ポビドン…0.3%
ヒプロメロース…0.15%
ブドウ糖…0.09%

**防** 塩酸ポリヘキサニド

**収** なし

## ロートＣキューブプレミアムモイスチャー (ロート) 第3類

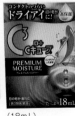

(18mL)

**成** コンドロイチン硫酸エステルナトリウム…0.5%
塩化カリウム…0.15%
塩化ナトリウム…0.4%
ヒプロメロース…0.25%
ブドウ糖…0.09%

**防** 塩酸ポリヘキサニド

**収** なし

## ロートジーコンタクトb（ロート）[第3類]

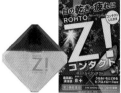

（12mL）

- 成 塩化カリウム…0.08%
- 防 塩化ナトリウム…0.44%
  ヒプロメロース…0.21%
- 防 塩酸ポリヘキサニド
- 収 なし

## ロートデジアイコンタクト（ロート）[第3類]

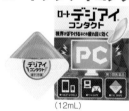

（12mL）

- 成 硫酸亜鉛水和物…0.1%
  ビタミンB6…0.1%
  タウリン…1%
  ネオスチグミンメチル硫酸塩…0.001%
  酢酸d-α-トコフェロール…0.01%
  コンドロイチン硫酸エステルナト
  リウム…0.5%
- 防 塩酸ポリヘキサニド
- 収 なし

## ロートドライエイドコンタクトa（ロート）[第3類]

（10mL）

- 成 コンドロイチン硫酸エステルナト
  リウム…0.5%
  ヒドロキシエチルセルロース
  （HEC）…0.6%
  塩化カリウム…0.02%
  塩化ナトリウム…0.4%
- 防 塩酸ポリヘキサニド
- 収 なし

## ロートリセ コンタクトw （ロート）　第3類

（8mL）

**成** 塩化カリウム…0.08%
炭酸水素ナトリウム…0.05%
塩化ナトリウム…0.44%
ヒプロメロース…0.02%
ブドウ糖…0.02%
コンドロイチン硫酸エステルナトリウム…0.5%

**防** 塩酸ポリヘキサニド

**収** なし

## Vロートコンタクトプレミアム （ロート）　第3類

（15mL）

**成** レチノールパルミチン酸エステル…50,000単位／100mL
ネオスチグミンメチル硫酸塩…0.005%
クロルフェニラミンマレイン酸塩…0.03%
酢酸d-α-トコフェロール…0.05%
タウリン…1%
コンドロイチン硫酸エステルナトリウム…0.5%

**防** 塩酸ポリヘキサニド

**収** なし

# 3 目の乾き用

　涙液の補助のために使用する点眼薬。ソフトコンタクトレンズ装着中の点眼は不可。

## アイボン トローリ目薬 ドライアイ (小林) 第3類

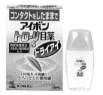

（13mL）

成 コンドロイチン硫酸エステルナトリウム…0.5%
　塩化カリウム…0.05%
　塩化ナトリウム…0.3%
　ヒプロメロース…0.35%
防 ソルビン酸K
収 なし

## アイリッチナチュラリズム (佐賀) 第3類

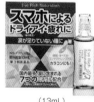

（13mL）

成 L-アスパラギン酸カリウム
　…0.12%
　塩化ナトリウム…0.733%
　塩化カルシウム水和物…0.015%
　リン酸水素ナトリウム水和物
　…0.273%
　ブドウ糖…0.005%
　塩化カリウム…0.127%
　硫酸マグネシウム水和物…0.01%
防 ベンザルコニウム塩化物液
収 なし

## サンテドライケア（参天）第3類

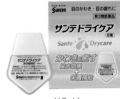

（12mL）

**成** コンドロイチン硫酸エステルナトリウム…0.05%
L-アスパラギン酸カリウム…0.1%
タウリン…0.1%
塩化ナトリウム…0.05%

**防** ソルビン酸

**収** なし

## 新なみだロート ドライアイ（ロート）第3類

（13mL）

**成** コンドロイチン硫酸エステルナトリウム…0.5%
ヒプロメロース…0.2%
塩化カリウム…0.15%
塩化ナトリウム…0.4%
塩化カルシウム水和物…0.015%
硫酸マグネシウム水和物…0.01%

**防** 塩酸ポリヘキサニド

**収** なし

## 新マイティアA（千寿）第3類

（15mL）

**成** 塩化ナトリウム…0.5%
塩化カリウム…0.15%
塩化カルシウム水和物…0.015%
ブドウ糖…0.005%

**防** ベンザルコニウム塩化物

**収** なし

## 新ロート ドライエイドEX （ロート）［第3類］

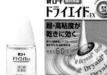

（10mL）

**成** コンドロイチン硫酸エステルナトリウム…0.5%
ヒドロキシエチルセルロース（HEC）…0.6%
塩化カリウム…0.02%
塩化ナトリウム…0.44%

**防** なし

**収** なし

**特** 添加物としてゴマ油が含まれている。

## スマイル うるおいタイム （ライオン）［第3類］

（10mL）

**成** 塩化カリウム…0.1%
塩化ナトリウム…0.4%

**防** なし

**収** なし

**特** 添加物として油性成分「ミネラルオイル（流動パラフィン）」が含まれている。

## スマイルピット ドライアイ （ライオン）［第3類］

（13mL）

**成** リン酸水素ナトリウム水和物…1.52%
コンドロイチン硫酸エステルナトリウム…0.5%
L-アスパラギン酸カリウム…0.1%
タウリン…0.1%

**防** クロロブタノール

**収** なし

**特** 点眼直後の超清涼感が持続する。

## ヒアレインS (参天) 第1類

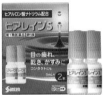

（5mL×2本）

**成** 精製ヒアルロン酸ナトリウム…
0.1%

**防** クロルヘキシジングルコン酸塩液

**収** なし

**特** 医療用の0.1%ヒアレイン (p.41)
と同成分。

（5mL×1本）

## Vロートドライアイプレミアム (ロート) 第3類

（15mL）

**成** 塩化カルシウム水和物…0.005%
硫酸マグネシウム水和物…0.01%
ポビドン…0.68%

**防** 塩酸ポリヘキサニド

**収** なし

# 4 充血用

充血をとるために、血管収縮の成分を中心にして配合されている点眼薬。

## スマイルA（ライオン）[第2類]

（16mL）

成 L-アスパラギン酸カリウム…1%
　 アラントイン…0.1%
　 ナファゾリン塩酸塩…0.003%
防 クロロブタノール
収 ナファゾリン塩酸塩

## スマイルホワイティエ n（ライオン）[第2類]

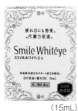

（15mL）

成 塩酸テトラヒドロゾリン…0.05%
　 グリチルリチン酸二カリウム…0.25%
　 クロルフェニラミンマレイン酸塩…0.03%
　 ピリドキシン塩酸塩（ビタミンB6）
　 …0.1%
　 タウリン…1%
防 なし
収 塩酸テトラヒドロゾリン

## マイティアV（千寿）[第2類]

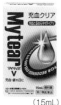

（15mL）

成 塩酸テトラヒドロゾリン…0.05%
防 ベンザルコニウム塩化物
収 塩酸テトラヒドロゾリン

目の疲れ・かすみをとるために、ピント調節機能改善成分や消炎成分を中心に配合されている点眼薬。

---

### アイリス （大正製薬） 第3類

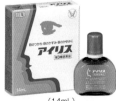

（14mL）

**成** ネオスチグミンメチル硫酸塩…0.002%
タウリン…0.5%
L-アスパラギン酸マグネシウム・カリウム（等量混合物）…0.5%
ピリドキシン塩酸塩（ビタミンB₆）…0.1%
グリチルリチン酸二カリウム…0.05%
クロルフェニラミンマレイン酸塩…0.02%
コンドロイチン硫酸エステルナトリウム…0.1%
アラントイン…0.1%

**防** 塩化ベンザルコニウム、クロロブタノール

**収** なし

---

### アイリスネオ 〈クール〉 （大正製薬） 第3類

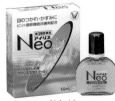

（14mL）

**成** ネオスチグミンメチル硫酸塩…0.005%
酢酸d-α-トコフェロール（天然型ビタミンE）…0.05%
ピリドキシン塩酸塩（ビタミンB₆）…0.1%
タウリン…1%
L-アスパラギン酸カリウム…1%

**防** クロロブタノール、塩化ベンザルコニウム

**収** なし

---

## アイリスネオ〈ソフト〉（大正製薬）〔第3類〕

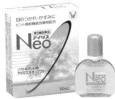

（14mL）

🈺 ネオスチグミンメチル硫酸塩…0.005%
酢酸d-α-トコフェロール（天然型ビタミンE）…0.05%
ピリドキシン塩酸塩（ビタミンB₆）…0.1%
タウリン… 1%
L-アスパラギン酸カリウム…1%

🈲 クロロブタノール、
塩化ベンザルコニウム

🈶 なし

## アイリス50（大正製薬）〔第3類〕

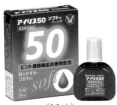

（14mL）

🈺 ネオスチグミンメチル硫酸塩…0.005%
シアノコバラミン（ビタミンB₁₂）…0.02%
フラビンアデニンジヌクレオチドナトリウム（活性型ビタミンB₂）…0.05%
タウリン…1%
コンドロイチン硫酸エステルナトリウム…0.5%

🈲 クロロブタノール、
塩化ベンザルコニウム

🈶 なし

## アイリス50クール （大正製薬） 第3類

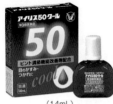

（14mL）

🈰 ネオスチグミンメチル硫酸塩…
0.005%
シアノコバラミン（ビタミンB12）…0.02%
フラビンアデニンジヌクレオチドナト
リウム（活性型ビタミンB2）…0.05%
タウリン…1%
コンドロイチン硫酸エステルナト
リウム…0.5%

🈯 クロロブタノール、
塩化ベンザルコニウム

🈲 なし

## アイリス40 （大正製薬） 第3類

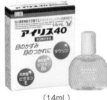

（14mL）

🈰 ネオスチグミンメチル硫酸塩…0.002%
酢酸d-α-トコフェロール（天然
型ビタミンE）…0.03%
フラビンアデニンジヌクレオチドナト
リウム（活性型ビタミンB2）…0.05%
タウリン…1%
コンドロイチン硫酸エステルナト
リウム…0.1%
クロルフェニラミンマレイン酸塩…0.02%

🈯 塩化ベンザルコニウム、
クロロブタノール

🈲 なし

## アイリス フォン ブレイク（大正製薬）〔第2類〕

（12mL）

🔵**成** ネオスチグミンメチル硫酸塩…0.005%
タウリン…1%
L-アスパラギン酸カリウム…0.9%
ピリドキシン塩酸塩（ビタミンB₆）
…0.05%
パンテノール…0.05%
フラビンアデニンジヌクレオチドナト
リウム（活性型ビタミンB₂）…0.05%
イプシロン-アミノカプロン酸…1%
ベルベリン塩化物水和物…0.015%
グリチルリチン酸ニカリウム…0.1%
塩酸テトラヒドロゾリン…0.01%
クロルフェニラミンマレイン酸塩…0.03%
コンドロイチン硫酸エステルナト
リウム…0.05%

🔵**防** ベンザルコニウム塩化物

🔵**収** 塩酸テトラヒドロゾリン

# アイリス フォン リフレッシュ（大正製薬）第2類

（12mL）

成 ネオスチグミンメチル硫酸塩…0.005%

コンドロイチン硫酸エステルナトリウム…0.5%

アラントイン…0.3%

酢酸d-α-トコフェロール（天然型ビタミンE）…0.05%

シアノコバラミン（ビタミンB12）…0.016%

イプシロン-アミノカプロン酸…1%

グリチルリチン酸ニカリウム…0.08%

タウリン…0.8%

L-アスパラギン酸カリウム…0.2%

ピリドキシン塩酸塩（ビタミンB6）…0.02%

クロルフェニラミンマレイン酸塩…0.03%

塩酸テトラヒドロゾリン…0.01%

防 ベンザルコニウム塩化物

収 塩酸テトラヒドロゾリン

## アイリッチα（佐賀）[第2類]

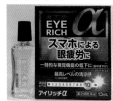

（13mL）

**成** 塩酸テトラヒドロゾリン…0.05%
イプシロン-アミノカプロン酸…1%
ピリドキシン塩酸塩…0.05%
タウリン…0.4%
コンドロイチン硫酸エステルナトリウム…0.3%
ネオスチグミンメチル硫酸塩…0.005%
グリチルリチン酸二カリウム…0.25%
L-アスパラギン酸マグネシウム・カリウム（等量混合物）…2%

**防** ベンザルコニウム塩化物

**収** 塩酸テトラヒドロゾリン、クロロブタノール

## アイリッチチアルージュ（佐賀）[第2類]

（13mL）

**成** 塩酸テトラヒドロゾリン…0.05%
ネオスチグミンメチル硫酸塩…0.005%
クロルフェニラミンマレイン酸塩…0.03%
シアノコバラミン…0.02%
ピリドキシン塩酸塩…0.05%
パンテノール…0.05%
L-アスパラギン酸マグネシウム・カリウム（等量混合物）…1%
コンドロイチン硫酸エステルナトリウム…0.5%

**防** クロロブタノール、パラオキシ安息香酸メチル、パラオキシ安息香酸プロピル

**収** 塩酸テトラヒドロゾリン

## サンテFXネオ (参天) 第2類

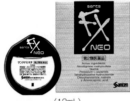

(12mL)

**成** ネオスチグミンメチル硫酸塩…0.005%
タウリン…1%
L-アスパラギン酸カリウム…1%
塩酸テトラヒドロゾリン…0.05%
クロルフェニラミンマレイン酸塩…0.03%
イプシロン-アミノカプロン酸…1%

**防** ベンザルコニウム塩化物、
クロロブタノール

**収** 塩酸テトラヒドロゾリン

## サンテFX V プラス (参天) 第2類

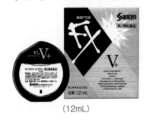

(12mL)

**成** ビタミンB₆ (ピリドキシン塩酸塩) …0.1%
タウリン…1%
L-アスパラギン酸カリウム…1%
ネオスチグミンメチル硫酸塩…0.005%
塩酸テトラヒドロゾリン…0.05%
クロルフェニラミンマレイン酸塩…0.03%
イプシロン-アミノカプロン酸…1%

**防** ベンザルコニウム塩化物液、
クロロブタノール

**収** 塩酸テトラヒドロゾリン

## 新サンテドウα (参天) [第3類]

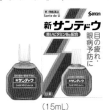

（15mL）

**成** ビタミンB$_{12}$ (シアノコバラミン) …0.02%
コンドロイチン硫酸エステルナトリウム…0.5%
ネオスチグミンメチル硫酸塩…0.005%
ビタミンB$_6$ (ピリドキシン塩酸塩) …0.1%
L-アスパラギン酸カリウム…1%
クロルフェニラミンマレイン酸塩…0.03%
グリチルリチン酸二カリウム…0.1%

**防** クロロブタノール、
ベンザルコニウム塩化物液

**収** なし

## サンテドウプラスEアルファ (参天) [第3類]

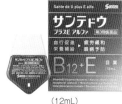

（12mL）

**成** ビタミンB$_{12}$ (シアノコバラミン) …0.015%
天然型ビタミンE (酢酸d-α-トコフェロール) …0.02%
ネオスチグミンメチル硫酸塩…0.002%
クロルフェニラミンマレイン酸塩…0.01%
グリチルリチン酸二カリウム…0.1%

**防** クロロブタノール、
ベンザルコニウム塩化物液

**収** なし

## サンテ快滴40 (参天) [第3類]

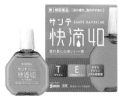

（15mL）

**成** 天然型ビタミンE (酢酸d-α-トコフェロール) …0.015%
ネオスチグミンメチル硫酸塩…0.005%
タウリン…0.1%
クロルフェニラミンマレイン酸塩…0.01%

**防** クロロブタノール、
ベンザルコニウム塩化物液

**収** なし

## サンテビオ (参天) [第2類]

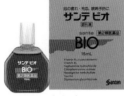

(15mL)

**成** ビタミンB$_{12}$ (シアノコバラミン) …0.02%
ビタミンB$_6$ (ピリドキシン塩酸塩) …0.1%
ナファゾリン塩酸塩…0.002%
クロルフェニラミンマレイン酸塩…0.01%
ネオスチグミンメチル硫酸塩…0.002%
タウリン…0.1%
グリチルリチン酸二カリウム…0.1%

**防** クロロブタノール、
ベンザルコニウム塩化物液

**収** ナファゾリン塩酸塩

## サンテPC (参天) [第2類]

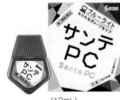

(12mL)

**成** ビタミンB$_{12}$ (シアノコバラミン) …0.02%
コンドロイチン硫酸エステルナトリウム…0.5%
ビタミンB$_6$ (ピリドキシン塩酸塩) …0.1%
ネオスチグミンメチル硫酸塩…0.002%
タウリン…0.1%
グリチルリチン酸二カリウム…0.1%
クロルフェニラミンマレイン酸塩…0.01%
塩酸テトラヒドロゾリン…0.03%

**防** クロロブタノール、
ベンザルコニウム塩化物液

**収** 塩酸テトラヒドロゾリン

## サンテボーティエ (参天) [第2類]

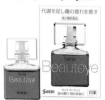

(12mL)

- 成 タウリン…1%
  ビタミンB₁₂ (シアノコバラミン) …0.02%
  コンドロイチン硫酸エステルナトリウム…0.5%
  塩酸テトラヒドロゾリン…0.05%
  クロルフェニラミンマレイン酸塩…0.03%
- 防 ベンザルコニウム塩化物
- 収 塩酸テトラヒドロゾリン

## サンテ ボーティエ ムーンケア (参天) [第2類]

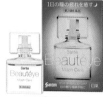

(12mL)

- 成 L-アスパラギン酸カリウム…1.0%
  パンテノール…0.1%
  コンドロイチン硫酸エステルナトリウム…0.5%
  天然型ビタミンE (酢酸d-α-トコフェロール) …0.05%
  塩酸テトラヒドロゾリン…0.01%
- 防 ベンザルコニウム塩化物
- 収 塩酸テトラヒドロゾリン

## サンテメディカルアクティブ（参天）[第2類]

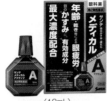

(12mL)

成 ビタミンA（レチノールパルミチン酸エステル）…50,000単位/100mL
コンドロイチン硫酸エステルナトリウム…0.5%
天然型ビタミンE（酢酸d-α-トコフェロール）…0.05%
タウリン…0.5%
L-アスパラギン酸カリウム…0.5%
ネオスチグミンメチル硫酸塩…0.005%
クロルフェニラミンマレイン酸塩…0.03%
イプシロン-アミノカプロン酸…1%
塩酸テトラヒドロゾリン…0.01%

防 ベンザルコニウム塩化物液

収 塩酸テトラヒドロゾリン

## サンテメディカルガードEX（参天）[第2類]

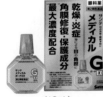

(12mL)

成 フラビンアデニンジヌクレオチドナトリウム（活性型ビタミン$B_2$）…0.05%
コンドロイチン硫酸エステルナトリウム…0.5%
タウリン…0.5%
ビタミン$B_6$（ピリドキシン塩酸塩）…0.1%
L-アスパラギン酸カリウム…0.5%
ネオスチグミンメチル硫酸塩…0.005%
クロルフェニラミンマレイン酸塩…0.03%
イプシロン-アミノカプロン酸…1%
グリチルリチン酸二カリウム…0.25%
塩酸テトラヒドロゾリン…0.01%

防 クロロブタノール、
ベンザルコニウム塩化物液

収 塩酸テトラヒドロゾリン

## サンテメディカルプラスアクティブ （参天）[第2類]

（12mL）

**成** レチノールパルミチン酸エステル
（ビタミンA）…5万単位/100mL
コンドロイチン硫酸エステルナト
リウム…0.5%
酢酸d-α-トコフェロール（天然
型ビタミンE）…0.05%
タウリン…0.5%
L-アスパラギン酸カリウム…0.5%
ネオスチグミンメチル硫酸塩…0.005%
クロルフェニラミンマレイン酸塩…0.03%
イプシロン-アミノカプロン酸…2.0%
塩酸テトラヒドロゾリン…0.01%

**防** ベンザルコニウム塩化物液

**収** 塩酸テトラヒドロゾリン

## サンテメディカルプラスガードEX （参天）[第2類]

（12mL）

**成** フラビンアデニンジヌクレオチド
ナトリウム（活性型ビタミンB$_2$）
… 0.05%
アラントイン…0.3%
コンドロイチン硫酸エステルナトリウム… 0.5%
タウリン…0.5%
パンテノール…0.1%
L-アスパラギン酸カリウム…0.5%
ネオスチグミンメチル硫酸塩…0.005%
クロルフェニラミンマレイン酸塩…0.03%
グリチルリチン酸ニカリウム…0.25%
塩酸テトラヒドロゾリン…0.01%

**防** クロロブタノール
ベンザルコニウム塩化物液

**収** 塩酸テトラヒドロゾリン

## サンテメディカルプラス12 （参天） 第2類

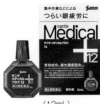

（12mL）

成 酢酸d-α-トコフェロール（天然型ビタミンE）…0.025%
シアノコバラミン（ビタミンB12）…0.02%
コンドロイチン硫酸エステルナトリウム…0.5%
ピリドキシン塩酸塩（ビタミンB6）…0.05%
L-アスパラギン酸カリウム…0.5%
タウリン…0.5%
クロルフェニラミンマレイン酸塩…0.03%
イプシロン-アミノカプロン酸…1.0%
グリチルリチン酸二カリウム…0.25%
硫酸亜鉛水和物…0.05%
塩酸テトラヒドロゾリン…0.05%

防 ベンザルコニウム塩化物
ネオスチグミンメチル硫酸塩

収 塩酸テトラヒドロゾリン

## サンテメディカル12 （参天） 第2類

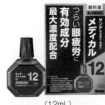

（12mL）

成 ビタミンB12（シアノコバラミン）…0.02%
ネオスチグミンメチル硫酸塩…0.005%
コンドロイチン硫酸エステルナトリウム…0.5%
ビタミンB6（ピリドキシン塩酸塩）…0.05%
パンテノール…0.05%
L-アスパラギン酸カリウム…0.5%
タウリン…0.5%
クロルフェニラミンマレイン酸塩…0.03%
イプシロン-アミノカプロン酸…1%
グリチルリチン酸二カリウム…0.1%
硫酸亜鉛水和物…0.05%
塩酸テトラヒドロゾリン…0.03%

防 ベンザルコニウム塩化物、
クロロブタノール

収 塩酸テトラヒドロゾリン

## サンテ40クール (参天) [第3類]

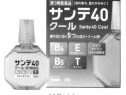

（12mL）

**成** ネオスチグミンメチル硫酸塩…0.005%
天然型ビタミンE（酢酸d-α-トコフェロール）…0.05%
ビタミンB6（ピリドキシン塩酸塩）…0.05%
パンテノール…0.05%
タウリン…1%
クロルフェニラミンマレイン酸塩…0.03%
イプシロン-アミノカプロン酸…1%

**防** ベンザルコニウム塩化物液、クロロブタノール

**収** なし

## サンテ40ゴールド (参天) [第3類]

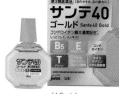

（12mL）

**成** ネオスチグミンメチル硫酸塩…0.005%
天然型ビタミンE（酢酸d-α-トコフェロール）…0.05%
タウリン…0.5%
パンテノール…0.05%
コンドロイチン硫酸エステルナトリウム…0.5%
クロルフェニラミンマレイン酸塩…0.03%

**防** ベンザルコニウム塩化物液、クロロブタノール

**収** なし

## サンテ40プラス（参天）[第3類]

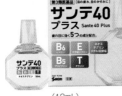

（12mL）

**成** ネオスチグミンメチル硫酸塩…0.005%
天然型ビタミンE（酢酸d-α-トコフェロール）…0.05%
ビタミンB₆（ピリドキシン塩酸塩）…0.05%
パンテノール…0.05%
タウリン…1%
クロルフェニラミンマレイン酸塩…0.03%
イプシロン-アミノカプロン酸…1%

**防** ベンザルコニウム塩化物液、クロロブタノール

**収** なし

## シャルマン（佐賀）[第3類]

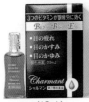

（13mL）

**成** シアノコバラミン（ビタミンB₁₂）…0.01%
ピリドキシン塩酸塩（ビタミンB₆）…0.05%
トコフェロール酢酸エステル（ビタミンE）…0.05%
L-アスパラギン酸マグネシウム・カリウム（等量混合物）…1%
コンドロイチン硫酸エステルナトリウム…0.5%
クロルフェニラミンマレイン酸塩…0.03%

**防** クロロブタノール、メチルパラベン、プロピルパラベン

**収** なし

## 新黄珠目薬（タキザワ漢方廠）〔第3類〕

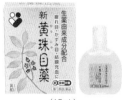

(15mL)

**成** ベルベリン硫酸塩水和物…0.01%
グリチルリチン酸二カリウム…0.15%
クロルフェニラミンマレイン酸塩…0.03%
コンドロイチン硫酸エステルナト
リウム…0.25%
ピリドキシン塩酸塩…0.05%

**防** クロロブタノール、
メチルパラベン、
プロピルパラベン

**収** なし

## 新V・ロート（ロート）〔第2類〕

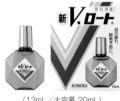

(13mL／大容量 20mL)

**成** パンテノール…0.1%
ビタミンB6…0.1%
L−アスパラギン酸カリウム…1%
ネオスチグミンメチル硫酸塩…0.005%
コンドロイチン硫酸エステルナト
リウム…0.1%
グリチルリチン酸二カリウム…0.1%
クロルフェニラミンマレイン酸塩…0.01%
塩酸テトラヒドロゾリン…0.01%

**防** ベンザルコニウム塩化物、
クロロブタノール

**収** 塩酸テトラヒドロゾリン

**特** 容量が多い20mLの新V・ロート
（大容量）がある。

## スマイルザメディカルA DX (ライオン) 第3類

(15mL)

**成** レチノールパルミチン酸エステル (ビタミンA) …50,000単位/100mL

酢酸d-α-トコフェロール (天然型ビタミンE) …0.05%

**防** なし

**収** なし

## スマイルピット (ライオン) 第2類

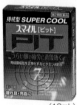

(13mL)

**成** レチノールパルミチン酸エステル (ビタミンA) …10,000単位/100mL

ネオスチグミンメチル硫酸塩…0.005%

酢酸d-α-トコフェロール (天然型ビタミンE) …0.05%

塩酸テトラヒドロゾリン…0.05%

イプシロン-アミノカプロン酸…1%

クロルフェニラミンマレイン酸塩…0.03%

**防** 塩化ベンザルコニウム、クロロブタノール

**収** 塩酸テトラヒドロゾリン

## スマイル40 プレミアム（ライオン）[第2類]

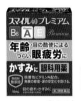

（15mL）

**成** レチノールパルミチン酸エステル（ビタミンA）…35,000単位/100mL
酢酸d-α-トコフェロール（天然型ビタミンE）…0.05%
ピリドキシン塩酸塩（ビタミンB₆）…0.03%
コンドロイチン硫酸エステルナトリウム…0.05%
タウリン…0.1%
L-アスパラギン酸カリウム…0.2%
ネオスチグミンメチル硫酸塩…0.005%
クロルフェニラミンマレイン酸塩…0.03%
塩酸テトラヒドロゾリン…0.01%
イプシロン-アミノカプロン酸…1%

**防** なし

**収** 塩酸テトラヒドロゾリン

## スマイル40 プレミアムDX（ライオン）[第2類]

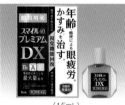

（15mL）

**成** レチノールパルミチン酸エステル（ビタミンA）…50,000単位/100mL
酢酸d-α-トコフェロール（天然型ビタミンE）…0.045%
ピリドキシン塩酸塩（ビタミンB₆）…0.01%
コンドロイチン硫酸エステルナトリウム…0.1%
タウリン…1%
L-アスパラギン酸カリウム…0.8%
ネオスチグミンメチル硫酸塩…0.005%
クロルフェニラミンマレイン酸塩…0.03%
塩酸テトラヒドロゾリン…0.01%
イプシロン-アミノカプロン酸…1%

**防** なし

**収** 塩酸テトラヒドロゾリン

## スマイル40EXa （ライオン）[第2類]

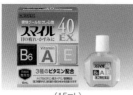

(15mL)

**成** レチノールパルミチン酸エステル（ビタミンA）…30,000単位/100mL
酢酸d-α-トコフェロール（天然型ビタミンE）…0.05%
ピリドキシン塩酸塩（ビタミンB₆）…0.04%
L-アスパラギン酸カリウム…1%
塩酸テトラヒドロゾリン…0.01%
クロルフェニラミンマレイン酸塩…0.03%
ネオスチグミンメチル硫酸塩…0.005%

**防** なし

**収** 塩酸テトラヒドロゾリン

## スマイル40EX クール （ライオン）[第2類]

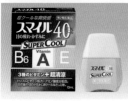

(13mL)

**成** レチノールパルミチン酸エステル（ビタミンA）…10,000単位/100mL
酢酸d-α-トコフェロール（天然型ビタミンE）…0.05%
ピリドキシン塩酸塩（ビタミンB₆）…0.08%
L-アスパラギン酸カリウム…1%
塩酸テトラヒドロゾリン…0.01%
クロルフェニラミンマレイン酸塩…0.03%
ネオスチグミンメチル硫酸塩…0.005%

**防** 塩化ベンザルコニウム、
クロロブタノール

**収** 塩酸テトラヒドロゾリン

## スマイル40EX マイルドa（ライオン）[第2類]

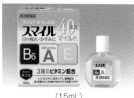

（15mL）

**成** レチノールパルミチン酸エステル（ビタミンA）…30,000単位/100mL

酢酸d-α-トコフェロール（天然型ビタミンE）…0.05%

ピリドキシン塩酸塩（ビタミンB₆）…0.04%

L-アスパラギン酸カリウム…1%

塩酸テトラヒドロゾリン…0.01%

クロルフェニラミンマレイン酸塩…0.03%

ネオスチグミンメチル硫酸塩…0.005%

**防** なし

**収** 塩酸テトラヒドロゾリン

## スマイル40EX ゴールドクール（ライオン）[第2類]

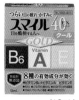

（13mL）

**成** レチノールパルミチン酸エステル（ビタミンA）…33,000単位/100mL

酢酸d-α-トコフェロール（天然型ビタミンE）…0.05%

ピリドキシン塩酸塩（ビタミンB₆）…0.03%

L-アスパラギン酸カリウム…1%

タウリン…0.1%

クロルフェニラミンマレイン酸塩…0.03%

塩酸テトラヒドロゾリン…0.01%

ネオスチグミンメチル硫酸塩…0.005%

**防** なし

**収** 塩酸テトラヒドロゾリン

# スマイル40EX ゴールドクールMAX (ライオン) [第2類]

(13mL)

**成** レチノールパルミチン酸エステル (ビタミンA) …33,000単位/100mL

酢酸d-α-トコフェロール (天然型ビタミンE) …0.05%

ピリドキシン塩酸塩 (ビタミンB6) …0.03%

タウリン…0.1%

L-アスパラギン酸カリウム…1%

ネオスチグミンメチル硫酸塩…0.005%

クロルフェニラミンマレイン酸塩…0.03%

塩酸テトラヒドロゾリン…0.01%

**防** なし

**収** 塩酸テトラヒドロゾリン

# スマイル40EX ゴールドマイルド (ライオン) [第2類]

(13mL)

**成** レチノールパルミチン酸エステル (ビタミンA) …33,000単位/100mL

酢酸d-α-トコフェロール (天然型ビタミンE) …0.05%

ピリドキシン塩酸塩 (ビタミンB6) …0.03%

L-アスパラギン酸カリウム…1%

タウリン…0.1%

クロルフェニラミンマレイン酸塩…0.03%

塩酸テトラヒドロゾリン…0.01%

ネオスチグミンメチル硫酸塩…0.005%

**防** なし

**収** 塩酸テトラヒドロゾリン

## 大学目薬 (参天) 〔第2類〕

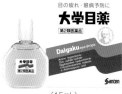

（15mL）

成 イプシロン-アミノカプロン酸…1%
硫酸亜鉛水和物…0.1%
クロルフェニラミンマレイン酸塩…0.01%
ナファゾリン塩酸塩…0.002%

防 ベンザルコニウム塩化物液、
クロロブタノール

収 ナファゾリン塩酸塩

## ノアールNアルファ (佐藤) 〔第2類〕

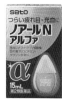

（15mL）

成 ナファゾリン塩酸塩…0.003%
グリチルリチン酸二カリウム…0.05%
シアノコバラミン…0.004%
ピリドキシン塩酸塩…0.1%
タウリン…1%

防 ベンザルコニウム塩化物

収 ナファゾリン塩酸塩

## ノアールワイド (佐藤) 〔第3類〕

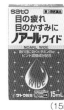

（15mL）

成 ビタミンB12…0.02%
ビタミンB6…0.1%
ネオスチグミンメチル硫酸塩…0.002%
L-アスパラギン酸マグネシウムカ
リウム（等量混合物）…2%
クロルフェニラミンマレイン酸塩…0.02%
グリチルリチン酸二カリウム…0.1%

防 クロロブタノール

収 なし

## ノアール12EX〈佐藤〉 第2類

（15mL）

（成）ネオスチグミンメチル硫酸塩…0.005%
ビタミンB₁₂（シアノコバラミン）…0.005%
ビタミンB₆（ピリドキシン塩酸塩）…0.03%
酢酸d-α-トコフェロール（天然型ビタミンE）…0.05%
L-アスパラギン酸カリウム…1%
タウリン…0.5%
クロルフェニラミンマレイン酸塩…0.03%
塩酸テトラヒドロゾリン…0.05%
イプシロン-アミノカプロン酸…1%
ベルベリン塩化物水和物…0.01%
グリチルリチン酸二カリウム…0.2%
コンドロイチン硫酸エステルナトリウム…0.25%

（防）ベンザルコニウム塩化物

（収）塩酸テトラヒドロゾリン

## ベルロビンプレミアム〈佐賀〉 第2類

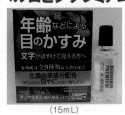

（15mL）

（成）塩酸テトラヒドロゾリン…0.05%
ネオスチグミンメチル硫酸塩…0.005%
ベルベリン硫酸塩水和物…0.025%
グリチルリチン酸二カリウム…0.25%
クロルフェニラミンマレイン酸塩…0.03%
ピリドキシン塩酸塩（ビタミンB₆）…0.1%
パンテノール…0.1%
L-アスパラギン酸Mg・K（等量混合物）…2%
コンドロイチン硫酸エステルナトリウム…0.5%

（防）プロピルパラベン，メチルパラベン

（収）塩酸テトラヒドロゾリン

## ロートアイストレッチ （ロート）[第2類]

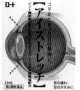

（12mL）

**成** ネオスチグミンメチル硫酸塩…0.005%
L-アスパラギン酸カリウム…1%
クロルフェニラミンマレイン酸塩…0.02%
アラントイン…0.1%
ピリドキシン塩酸塩…0.1%
塩酸テトラヒドロゾリン…0.01%

**防** ベンザルコニウム塩化物、
クロロブタノール

**収** 塩酸テトラヒドロゾリン

## ロートクール40α （ロート）[第3類]

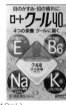

（12mL）

**成** 酢酸d-α-トコフェロール（天然型ビタミンE）…0.05%
ビタミンB$_6$…0.1%
コンドロイチン硫酸エステルナトリウム…0.1%
L-アスパラギン酸カリウム…1%
ネオスチグミンメチル硫酸塩…0.005%
クロルフェニラミンマレイン酸塩…0.03%

**防** ベンザルコニウム塩化物、
クロロブタノール

**収** なし

# ロートゴールド40／ロートゴールド40マイルド／ロートゴールド40クールEX (ロート) 第3類

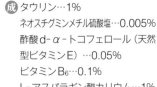

(20mL)

(20mL)

(20mL)

成 タウリン…1%

ネオスチグミンメチル硫酸塩…0.005%

酢酸d-α-トコフェロール（天然型ビタミンE）…0.05%

ビタミンB₆…0.1%

L-アスパラギン酸カリウム…1%

クロルフェニラミンマレイン酸塩…0.03%

防 クロロブタノール、ベンザルコニウム塩化物

収 なし

特 ロートゴールド40マイルドではl-メントールが含まれていない。ロートゴールド40クールEXは清涼感が強い。

## ロートジーb（ロート）[第2類]

（12mL）

**成** 塩酸テトラヒドロゾリン…0.05%
ネオスチグミンメチル硫酸塩…0.003%
硫酸亜鉛水和物…0.05%
クロルフェニラミンマレイン酸塩…0.03%
ビタミン$B_6$…0.1%
L-アスパラギン酸カリウム…1%

**防** クロロブタノール

**収** 塩酸テトラヒドロゾリン

**特** スムーズに点眼できるフリーアングルノズルを採用。

## ロートジープロd（ロート）[第2類]

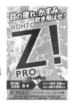

（12mL）

**成** 塩酸テトラヒドロゾリン…0.05%
ネオスチグミンメチル硫酸塩…0.005%
アラントイン…0.2%
硫酸亜鉛水和物…0.1%
クロルフェニラミンマレイン酸塩…0.03%
ビタミン$B_6$…0.1%
コンドロイチン硫酸エステルナトリウム…0.5%

**防** クロロブタノール

**収** 塩酸テトラヒドロゾリン

## ロート新緑水b（ロート）[第3類]

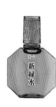
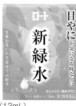

（13mL）

**成** ベルベリン塩化物水和物…0.012%
アズレンスルホン酸ナトリウム水和物…0.02%
コンドロイチン硫酸エステルナトリウム…0.5%
クロルフェニラミンマレイン酸塩…0.03%

**防** なし

**収** なし

## ロートデジアイ (ロート) 第2類

（12mL）

成 フラビンアデニンジヌクレオチドナトリウム（活性型ビタミンB₂）…0.05%
ネオスチグミンメチル硫酸塩…0.005%
ナファゾリン塩酸塩…0.003%
タウリン…1%
L-アスパラギン酸カリウム…1%
ピリドキシン塩酸塩（ビタミンB₆）…0.1%

防 ベンザルコニウム塩化物、
クロロブタノール

収 ナファゾリン塩酸塩

---

## ロートビタ40α (ロート) 第3類

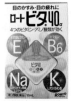

（12mL）

成 酢酸d-α-トコフェロール（天然型ビタミンE）…0.05%
ビタミンB₆…0.1%
コンドロイチン硫酸エステルナトリウム…0.1%
L-アスパラギン酸カリウム…1%
ネオスチグミンメチル硫酸塩…0.005%
クロルフェニラミンマレイン酸塩…0.03%

防 なし

収 なし

---

## ロート養潤水α (ロート) 第3類

（13mL）

成 コンドロイチン硫酸エステルナトリウム…0.5%
タウリン…0.5%
酢酸d-α-トコフェロール（天然型ビタミンE）…0.03%
L-アスパラギン酸カリウム…0.5%

防 塩酸ポリヘキサニド

収 なし

## ロートリセb（ロート）[第2類]

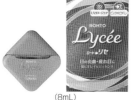

(8mL)

**成** 塩酸テトラヒドロゾリン…0.05%
硫酸亜鉛水和物…0.1%
ビタミン$B_{12}$…0.006%
クロルフェニラミンマレイン酸塩…0.01%
コンドロイチン硫酸エステルナトリウム…0.5%
L-アスパラギン酸カリウム…1%

**防** クロロブタノール

**収** 塩酸テトラヒドロゾリン

## ロートリセブラン（ロート）[第2類]

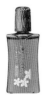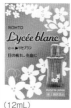

(12mL)

**成** ビタミン$B_{12}$…0.006%
L-アスパラギン酸カリウム…1%
コンドロイチン硫酸エステルナトリウム…0.5%
塩酸テトラヒドロゾリン…0.04%
ビタミン$B_6$…0.05%
クロルフェニラミンマレイン酸塩…0.01%

**防** クロロブタノール、
ベンザルコニウム塩化物

**収** 塩酸テトラヒドロゾリン

第**2**章 市販薬〈OTC薬〉

5 目の疲れ・かすみ用

## ロートV アクティブ (ロート) 第3類

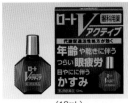

(13mL)

成 パンテノール…0.1%
タウリン…1%
コンドロイチン硫酸エステルナトリウム…0.5%
ビタミン$B_6$…0.1%
ネオスチグミンメチル硫酸塩…0.005%
グリチルリチン酸ニカリウム…0.1%
クロルフェニラミンマレイン酸塩…0.01%

防 ベンザルコニウム塩化物

収 なし

## ロートV11 (ロート) 第2類

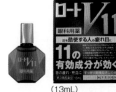

(13mL)

成 塩酸テトラヒドロゾリン…0.05%
クロルフェニラミンマレイン酸塩…0.03%
ネオスチグミンメチル硫酸塩…0.005%
ビタミン$B_6$…0.1%
酢酸d-α-トコフェロール（天然型ビタミンE）…0.05%
L-アスパラギン酸カリウム…1%
アミノエチルスルホン酸（タウリン）…0.5%
アラントイン…0.1%
硫酸亜鉛水和物…0.05%
グリチルリチン酸ニカリウム…0.1%
コンドロイチン硫酸エステルナトリウム…0.1%

防 ベンザルコニウム塩化物、
クロロブタノール

収 塩酸テトラヒドロゾリン

## Vロートアクティブプレミアム （ロート） 第2類

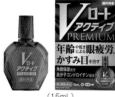

（15mL）

**成** レチノールパルミチン酸エステル（ビタミンA）…50,000単位/100mL

塩酸テトラヒドロゾリン…0.01%

ネオスチグミンメチル硫酸塩…0.005%

クロルフェニラミンマレイン酸塩…0.03%

ビタミンB₆…0.01%

酢酸d-α-トコフェロール（天然型ビタミンE）…0.045%

L-アスパラギン酸カリウム…0.5%

タウリン…1%

コンドロイチン硫酸エステルナトリウム…0.1%

**防** 塩酸ポリヘキサニド

**収** 塩酸テトラヒドロゾリン

# Vロートプレミアム (ロート) 第2類

（15mL）

**成** 塩酸テトラヒドロゾリン…0.05%
ネオスチグミンメチル硫酸塩…0.005%
アラントイン…0.1%
グリチルリチン酸二カリウム…0.1%
硫酸亜鉛水和物…0.1%
クロルフェニラミンマレイン酸塩…0.03%
ビタミンB6…0.05%
パンテノール…0.1%
酢酸d-α-トコフェロール…
0.025%
L-アスパラギン酸カリウム…1%
タウリン…0.5%
コンドロイチン硫酸エステルナト
リウム…0.25%

**防** クロロブタノール

**収** 塩酸テトラヒドロゾリン

# 6 目のかゆみ・異物感用

目のかゆみや異物感を改善するために、抗アレルギー成分やNSAIDsを中心に配合されている点眼薬。

## アイリス AG ガード（大正製薬）第2類

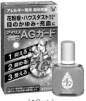

（10mL）

**成** ケトチフェンフマル酸塩…0.069%
（ケトチフェンとして…0.05%）
グリチルリチン酸二カリウム…0.25%
タウリン…1%

**防** クロロブタノール、
ベンザルコニウム塩化物

**収** なし

## アイリス AG クール（大正製薬）第2類

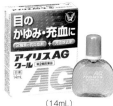

（14mL）

**成** 塩酸テトラヒドロゾリン…0.05%
イプシロン-アミノカプロン酸…1%
グリチルリチン酸二カリウム…0.25%
クロルフェニラミンマレイン酸塩…0.03%
ピリドキシン塩酸塩（ビタミンB6）…0.1%
タウリン…1%
コンドロイチン硫酸エステルナトリウム…0.1%

**防** クロロブタノール、
塩化ベンザルコニウム

**収** 塩酸テトラヒドロゾリン

## アイリス AG ユニット（大正製薬）第2類

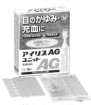

（0.4mL×18本）

**成** イプシロン-アミノカプロン酸…1%
グリチルリチン酸二カリウム…0.25%
クロルフェニラミンマレイン酸塩…0.03%
塩酸テトラヒドロゾリン…0.05%
タウリン…1%
コンドロイチン硫酸エステルナトリウム…0.1%

**防** なし

**収** 塩酸テトラヒドロゾリン

## アイリスガードP （大正製薬） 第2類

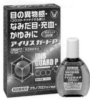

（15mL）

- 成 プラノプロフェン…0.05%
- 防 ベンザルコニウム塩化物
- 収 なし
- 特 プラノプロフェンは、非ステロイド性抗炎症薬であるニフラン（0.1%）（p.59）の半分の濃度。

## アレジフェンス （わかもと） 第2類

（5mL×2本）

- 成 アシタザノラスト水和物…0.1%
- 防 クロロブタノール
- 収 なし
- 特 アシタザノラスト水和物がアレルギー治療薬のゼペリン（p.29）と同量含まれている。

## サンテAL／サンテALクール （参天） 第2類

（15mL）

（15mL）

- 成 クロルフェニラミンマレイン酸塩（抗ヒスタミン剤）…0.03%
  グリチルリチン酸二カリウム…0.25%
  イプシロン-アミノカプロン酸…1%
  塩酸テトラヒドロゾリン…0.03%
  タウリン…1%
  パンテノール…0.1%
- 防 ベンザルコニウム塩化物液
- 収 塩酸テトラヒドロゾリン
- 特 サンテALクールはl-メントールが含まれ、清涼感がある。

## サンテFX AL（参天）〔第2類〕

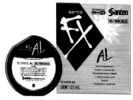

（12mL）

**成** クロモグリク酸ナトリウム…1.0%
クロルフェニラミンマレイン酸塩…0.03%
イプシロン-アミノカプロン酸…1.0%
タウリン…1.0%
L-アスパラギン酸カリウム…1.0%

**防** クロロブタノール、
ベンザルコニウム塩化物

**収** なし

## ストナリニAG（佐藤）〔第2類〕

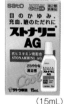

（15mL）

**成** ジフェンヒドラミン塩酸塩…0.03%
ナファゾリン塩酸塩…0.002%
グリチルリチン酸二カリウム…0.12%
L-アスパラギン酸マグネシウム・
カリウム…2%
コンドロイチン硫酸エステルナトリウム…0.05%

**防** ベンザルコニウム塩化物、
クロロブタノール

**収** ナファゾリン塩酸塩

## スマイル40 メディクリア DX (ライオン) 第2類

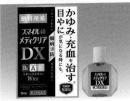

(15mL)

🈴 レチノールパルミチン酸エステル (ビタミンA) …10,000単位/100mL
酢酸d-α-トコフェロール (天然型ビタミンE) …0.05%
ピリドキシン塩酸塩 (ビタミンB6) …0.08%
クロルフェニラミンマレイン酸塩…0.03%
塩酸テトラヒドロゾリン…0.02%
ベルベリン塩化物水和物…0.01%
グリチルリチン酸二カリウム…0.25%

🈯 なし

🈶 塩酸テトラヒドロゾリン

---

## ノアールP ガード点眼液 (佐藤) 第2類

(8mL)

🈴 ペミロラストカリウム…0.1%

🈯 ベンザルコニウム塩化物

🈶 なし

🈬 ペミロラストカリウムがアレルギー治療薬のアレギサール (p.24) と同量配合されている。

---

## マイティアアイテクト (千寿) 第2類

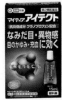

(15mL)

🈴 プラノプロフェン…0.05%

🈯 ベンザルコニウム塩化物

🈶 なし

🈬 プラノプロフェンは、非ステロイド性抗炎症薬であるニフラン (0.1%) (p.59) の半分の濃度。

## マイティア アイテクト アルピタット（千寿）第2類

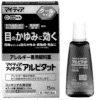
（15mL）

**成** クロモグリク酸ナトリウム…1%
クロルフェニラミンマレイン酸塩…0.015%
プラノプロフェン…0.05%
**防** ベンザルコニウム塩化物
**収** なし
**特** プラノプロフェンは、非ステロイド性抗炎症薬であるニフラン（0.1%）（p.59）の半分の濃度。

## マイティア アイテクト アルピタットN（千寿）第2類

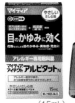
（15mL）

**成** クロモグリク酸ナトリウム…1%
クロルフェニラミンマレイン酸塩…0.015%
プラノプロフェン…0.05%
**防** ベンザルコニウム塩化物
**収** なし
**特** l-メントールが含まれていない。
プラノプロフェンは、非ステロイド性抗炎症薬であるニフラン（0.1%）（p.59）の半分の濃度。

## マイティア アイテクトEX（千寿）第2類

（15mL）

**成** プラノプロフェン…0.05%
クロルフェニラミンマレイン酸塩…0.03%
コンドロイチン硫酸エステルナトリウム…0.5%
タウリン…0.1%
L-アスパラギン酸カリウム…0.2%
**防** ベンザルコニウム塩化物
**収** なし

## マイティアアルピタットEXα／
## マイティアアルピタットNEXα (千寿) 第2類

（15mL）

（15mL）

成 クロモグリク酸ナトリウム…1%
クロルフェニラミンマレイン酸塩…0.03%
プラノプロフェン…0.05%
コンドロイチン硫酸エステルナトリウム…0.5%

防 ベンザルコニウム塩化物

収 なし

特 プラノプロフェンは、非ステロイド性抗炎症薬であるニフラン（0.1%）（p.59）の半分の濃度。マイティアアルピタットNEXαは清涼感に関わるl-メントールが含まれていない。

## マイティアアルピタットEXα7／マイティアアルピタットNEXα7(千寿) 〔第2類〕

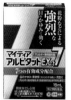

（15mL）

（15mL）

🈴 クロモグリク酸ナトリウム…1%

クロルフェニラミンマレイン酸塩…0.03%

プラノプロフェン…0.05%

コンドロイチン硫酸エステルナトリウム…0.5%

タウリン…0.1%

L-アスパラギン酸カリウム…0.2%

酢酸d-α-トコフェロール…0.01%

🈯 ベンザルコニウム塩化物

🈶 なし

🈯 プラノプロフェンは、非ステロイド性抗炎症薬であるニフラン（0.1%）（p.59）の半分の濃度。マイティアアルピタットNEXα7は清涼感に関わるl-メントールが含まれていない。

## マリンアイALG (佐賀) 〔第2類〕

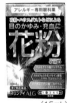

（15mL）

🈴 クロモグリク酸ナトリウム…1%

クロルフェニラミンマレイン酸塩…0.015%

グリチルリチン酸二カリウム…0.125%

🈯 メチルパラベン、

プロピルパラベン

🈶 なし

## ロートアルガード (ロート) 第2類

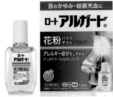

(10mL)

**成** グリチルリチン酸ニカリウム…0.25%

クロルフェニラミンマレイン酸塩…0.03%

塩酸テトラヒドロゾリン…0.01%

ビタミンB₆…0.1%

**防** なし

**収** 塩酸テトラヒドロゾリン

---

## ロートアルガードs (ロート) 第2類

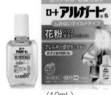

(10mL)

**成** グリチルリチン酸ニカリウム…0.25%

クロルフェニラミンマレイン酸塩…0.03%

塩酸テトラヒドロゾリン…0.01%

ビタミンB₆…0.1%

**防** なし

**収** 塩酸テトラヒドロゾリン

---

## ロートアルガードコンタクトa (ロート) 第3類

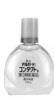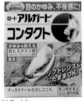

(13mL)

**成** クロルフェニラミンマレイン酸塩…0.03%

コンドロイチン硫酸エステルナトリウム…0.5%

ビタミンB₆(ピリドキシン塩酸塩)…0.01%

**防** なし

**収** なし

**特** コンタクトレンズ装用時にも使用
できる。

## ロートアルガードクリアブロックEXa／
## ロートアルガードクリアマイルドEXa（ロート）第2類

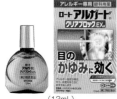

(13mL)

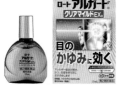

(13mL)

**成** クロモグリク酸ナトリウム…1%
クロルフェニラミンマレイン酸塩…0.015%
プラノプロフェン…0.05%
コンドロイチン硫酸エステルナトリウム…0.2%

**防** 塩酸ポリヘキサニド

**収** なし

**特** プラノプロフェンは、非ステロイド性抗炎症薬であるニフラン（0.1%）（p.59）の半分の濃度。

## ロートアルガードクリアブロックZ／
## ロートアルガードクリアマイルドZ（ロート）第2類

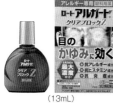

(13mL)

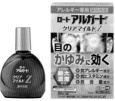

(13mL)

**成** クロモグリク酸ナトリウム…1%
クロルフェニラミンマレイン酸塩…0.03%
プラノプロフェン…0.05%
コンドロイチン硫酸エステルナトリウム…0.5%

**防** 塩酸ポリヘキサニド

**収** なし

**特** プラノプロフェンは、非ステロイド性抗炎症薬であるニフラン（0.1%）（p.59）の半分の濃度。
ロートアルガードクリアマイルドZは清涼感に関わるl-メントールが含まれていない。

## ロートアルガードクールEX (ロート) 第2類

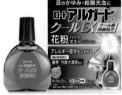

(13mL)

**成** アズレンスルホン酸ナトリウム水和物（水溶性アズレン）…0.02%

クロルフェニラミンマレイン酸塩…0.03%

塩酸テトラヒドロゾリン…0.02%

ビタミンB$_6$…0.1%

**防** なし

**収** 塩酸テトラヒドロゾリン

## ロートアルガードクリニカルショット／ロートアルガードクリニカルショットm (ロート) 第2類

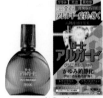

(13mL)

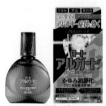

(13mL)

**成** トラニラスト…0.5%

クロルフェニラミンマレイン酸塩…0.03%

プラノプロフェン…0.05%

タウリン…1.0%

**防** 塩酸ポリヘキサニド

**収** なし

**特** トラニラストがアレルギー治療薬のリザベン、トラメラス（p.26）と同量配合されている。

プラノプロフェンは、非ステロイド性抗炎症薬であるニフラン（0.1%）（p.59）の半分の濃度。

ロートアルガードクリニカルショットは清涼感に関わるl-メントールが含まれていない。

## ロートクリア (ロート) 第2類

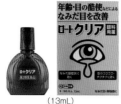

(13mL)

**成** プラノプロフェン…0.05%

**防** ベンザルコニウム塩化物

**収** なし

**特** プラノプロフェンは、非ステロイド性抗炎症薬であるニフラン (0.1%)（p.59）の半分の濃度。

## 7 抗菌用

ものもらいや結膜に対する抗菌のための点眼薬。

### 抗菌アイリス使いきり（大正製薬）[第2類]

（0.4mL×18本）

**成** スルファメトキサゾール…4%
グリチルリチン酸二カリウム…0.25%
イプシロン-アミノカプロン酸…1%
ピリドキシン塩酸塩（ビタミンB6）…0.1%

**防** なし

**収** なし

**特** 1回使いきり。

### サンテ抗菌新目薬（参天）[第2類]

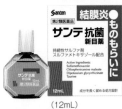

（12mL）

**成** スルファメトキサゾール…4%
クロルフェニラミンマレイン酸塩…0.03%
グリチルリチン酸二カリウム…0.25%
タウリン…0.5%

**防** ベンザルコニウム塩化物

**収** なし

### サンテメディカル抗菌（参天）[第2類]

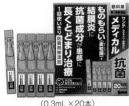

（0.3mL×20本）

**成** スルファメトキサゾール…4.0%
グリチルリチン酸二カリウム…0.25%
タウリン…1.0%
ビタミンB6…0.1%

**防** なし

**収** なし

**特** 1回使いきり。

# 新サルファグリチルアイリス （大正製薬）[第2類]

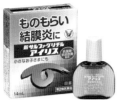

(14mL)

- 成 スルファメトキサゾールナトリウム…4%
  グリチルリチン酸ニカリウム…0.25%
  クロルフェニラミンマレイン酸塩…0.03%
  タウリン…0.1%
- 防 塩化ベンザルコニウム
- 収 なし

# ティアーレ 抗菌目薬 （オフテクス）[第2類]

(0.5mL × 18本)

- 成 スルファメトキサゾールナトリウム…4%
  グリチルリチン酸ニカリウム…0.2%
  イプシロン-アミノカプロン酸…1%
- 防 なし
- 収 なし

# マリンアイ抗菌S （佐賀）[第2類]

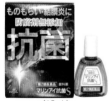

(10mL)

- 成 スルファメトキサゾールナトリウム…4%
  グリチルリチン酸ニカリウム…0.2%
  イプシロン-アミノカプロン酸…1%
  タウリン…0.2%
- 防 なし
- 収 なし

## ロートクリニカル抗菌目薬 i （ロート） 第2類

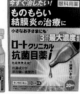

(0.5mL ×20本)

成 スルファメトキサゾールナトリウム…4%

クロルフェニラミンマレイン酸塩
…0.03%

グリチルリチン酸二カリウム…0.25%

イプシロン-アミノカプロン酸…1%

防 なし

収 なし

## ロート抗菌目薬 i （ロート） 第2類

(0.5mL ×20本)

成 スルファメトキサゾールナトリウム…4%

イプシロン-アミノカプロン酸…1%

グリチルリチン酸二カリウム…0.15%

防 なし

収 なし

## ロート抗菌目薬 EX （ロート） 第2類

(10mL)

成 スルファメトキサゾールナトリウム…4%

グリチルリチン酸二カリウム…0.15%

クロルフェニラミンマレイン酸塩…0.02%

酢酸d-α-トコフェロール （天然
型ビタミンE） …0.01%

防 ベンザルコニウム塩化物

収 なし

# 8 こども用

こども用として考慮した配合成分・添加物を使用した点眼薬。

## こどもアイスーパー（池田模範堂）〔第3類〕

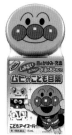

©やなせ・F・T・N

（15mL）

**成** ネオスチグミンメチル硫酸塩…0.001%
アラントイン…0.1%
クロルフェニラミンマレイン酸塩…0.01%
ピリドキシン塩酸塩…0.1%
タウリン…0.25%
**防** ベンザルコニウム塩化物
**収** なし

## こどもアイリス（大正製薬）〔第3類〕

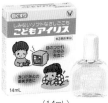

（14mL）

**成** タウリン…1%
ネオスチグミンメチル硫酸塩…0.001%
L-アスパラギン酸カリウム…0.2%
グリチルリチン酸二カリウム…0.1%
クロルフェニラミンマレイン酸塩…0.02%
**防** 塩化ベンザルコニウム
**収** なし

## ロートアルガードこどもクリア（ロート）〔第3類〕

（10mL）

**成** グリチルリチン酸二カリウム…0.1%
クロルフェニラミンマレイン酸塩…0.03%
ビタミンB₆（ピリドキシン塩酸塩）…0.05%
L-アスパラギン酸カリウム…0.2%
**防** なし
**収** なし

## ロートこどもソフト <small>（ロート）</small> 第3類

(8mL)

**成** アミノエチルスルホン酸（タウリン）…1%

L-アスパラギン酸カリウム…0.2%

ビタミンB6…0.05%

クロルフェニラミンマレイン酸塩…0.03%

**防** なし

**収** なし

---

## Vロートジュニア <small>（ロート）</small> 第3類

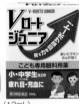

(13mL)

**成** ビタミンB12…0.02%

ネオスチグミンメチル硫酸塩…0.005%

コンドロイチン硫酸エステルナトリウム…0.5%

ビタミンB6…0.05%

クロルフェニラミンマレイン酸塩…0.03%

**防** なし

**収** なし

## 製薬会社一覧

＊本書への記載の略名は**太字**で表しています。

アルフレッサ ファーマ株式会社

株式会社**池田模範堂**

ヴィアトリス製薬株式会社

**大塚**製薬株式会社

株式会社**オフテクス**

**科研**製薬株式会社

**キッセイ**薬品工業株式会社

**共創未来**ファーマ株式会社

**キョーリンリメディオ**株式会社

**江州**製薬株式会社

**興和**株式会社

**小林**製薬株式会社

**佐賀**製薬株式会社

**佐藤**製薬株式会社

**沢井**製薬株式会社

**参天**製薬株式会社

**サンド**株式会社

株式会社**三和化学研究所**

**塩野義**製薬株式会社

**シオノケミカル**株式会社

**ゼリア新薬**工業株式会社

**千寿**製薬株式会社

**大正製薬**株式会社

**高田**製薬株式会社

株式会社**タキザワ漢方廠**

**テイカ**製薬株式会社

**東和薬品**株式会社

**鳥居薬品**株式会社

**日医工**株式会社

**日新**製薬株式会社

**日東メディック**株式会社

**日本ケミファ**株式会社

**日本新薬**株式会社

**ニプロ**株式会社

**日本ジェネリック**株式会社

**ノバルティス ファーマ**株式会社

**ファイザー**株式会社

株式会社**フェルゼンファーマ**

**Meiji Seika ファルマ**株式会社

**ライオン**株式会社

**ロート**製薬株式会社

**ロートニッテン**株式会社

**わかもと**製薬株式会社

# 索引

*太字は一般名を示す。

186

## 著者紹介

### 加藤 浩晃 （かとう・ひろあき）

日本眼科学会認定 眼科専門医
京都府立医科大学眼科学教室
デジタルハリウッド大学大学院 特任教授
東京医科歯科大学医学部 臨床教授
千葉大学 客員准教授
東北大学・横浜市立大学医学部・神戸大学
　　　　　　　　　　　非常勤講師
日本眼科学会 戦略企画会議 次世代医療
　（AI、ビックデータ、遠隔医療）委員
アイリス株式会社 共同創業者・取締役副社長 CSO
元・厚生労働省 室長補佐

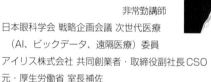

浜松医科大学卒業後、京都府立医科大学附属病院、バプテスト眼科クリニックにて眼科診療に従事。欧州医学教育学会 医学教育 certificate 取得、京都大学医学教育プログラム教官を兼任した後、厚生労働省室長補佐として G7 伊勢志摩サミットでの医療体制や臨床研究法の制定などに関わる。

現在は眼科診療をしながら、厚生労働省・経済産業省・内閣府・総務省など行政の会議で、デジタルヘルス領域（医療×テクノロジー：遠隔医療、人工知能、IoT など）の政策立案にも参画する。

主な著書として「眼科検査Note」「眼科疾患Note」「デジタルヘルストレンド 2021 / 2022 / 2023」（メディカ出版）、「医療4.0」「医療4.0 実践編」（日経BP社）など。

　ご感想・ご意見を頂けるととてもうれしいです。お時間がかかるかもしれませんが、丁寧に返信をさせていただきます。
● Mail：hirokato.manage@gmail.com
● X（旧Twitter）：@HiroakiKato

## 2024-2025年　改訂6版

# 眼科点眼薬 Note

## ―ジェネリックがわかる！　市販薬もわかる！

| | |
|---|---|
| 2012年11月15日発行 | 第1版第1刷 |
| 2014年9月20日発行 | 第1版第3刷 |
| 2015年10月1日発行 | 第2版第1刷 |
| 2018年5月5日発行 | 第3版第1刷 |
| 2020年5月1日発行 | 第4版第1刷 |
| 2022年10月20日発行 | 第5版第1刷 |
| 2024年4月25日発行 | 第6版第1刷 |

| | |
|---|---|
| 著　者 | 加藤　浩晃 |
| 発行者 | 長谷川　翔 |
| 発行所 | 株式会社メディカ出版 |
| | 〒532-8588 |
| | 大阪市淀川区宮原3-4-30 |
| | ニッセイ新大阪ビル16F |
| | https://www.medica.co.jp/ |
| 編集担当 | 松田志帆／岡哲也 |
| 装　幀 | 森本良成 |
| 表紙イラスト | ニガキ恵子 |
| 組　版 | 株式会社明昌堂 |
| 印刷・製本 | 株式会社シナノ パブリッシング プレス |

© Hiroaki KATO, 2024

本書の複製権・翻訳権・翻案権・上映権・譲渡権・公衆送信権
（送信可能化権を含む）は、（株）メディカ出版が保有します。

ISBN978-4-8404-8477-0　　　Printed and bound in Japan

当社出版物に関する各種お問い合わせ先（受付時間：平日9：00～17：00）
●編集内容については、編集局 06-6398-5048
●ご注文・不良品（乱丁・落丁）については、お客様センター 0120-276-115